El poder detrás de sus ojos

Robert-Michael Kaplan

El poder detrás de sus ojos

*Mejore su vista mediante la
Terapia de Visión Integral*

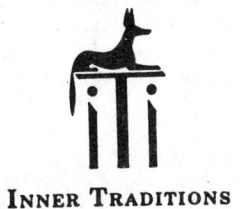

INNER TRADITIONS

Lasser Press
Mexicana, s.a. de c.v.
México, D.F.

Healing Arts Press
One Park Street
Rochester, Vermont 05767, USA
Healing Arts Press es una división de Inner Traditions International

Derechos reservados:
© 1995   Dr. Robert-Michael Kaplan
© 1996   Lasser Press Mexicana, S.A. de C.V.
           San Andrés Atoto, 21
           Colonia Industrial Atoto
           Naucalpan de Juárez
           53519 Estado de México

No está permitida la reproducción total o parcial de este libro, ni la recopilación en un sistema informático, ni la transmisión en cualquier forma o por cualquier medio, por registro o por otros métodos, sin el previo permiso del editor.

NOTA AL LECTOR: Este libro fue escrito con la intención de ser una guía informativa. El objetivo de los remedios, enfoques y técnicas aquí descritos es el de ser un suplemento y no un sustituto del cuidado y tratamiento médico. No se deberán utilizar para tratar un padecimiento grave sin consultar previamente con un especialista.

La información que se presenta en este libro pretende ser educativa: no sirve para hacer un diagnóstico ni es una prescripción de la terapia de visión para el tratamiento de cualquier tipo de enfermedad ocular ni de cualquier otra. Esta información se debe utilizar como complemento de un programa oftalmológico u optométrico elaborado por un especialista. El autor y el editor no son de ningún modo responsables del mal uso del contenido de este libro. Los casos estudiados son auténticos; no obstante, los nombres y ciertos detalles se han cambiado a fin de proteger la identidad de las personas implicadas.

ISBN 0-89281-536-1 (Inner Traditions)
ISBN 968-458-492-X (Lasser Press Mexicana, S.A. de C.V.)

IMPRESO EN MÉXICO
PRINTED IN MEXICO

Mi profundo agradecimiento a todos ustedes, quienes, a través de los años, han contribuido al nacimiento de este libro. A Lise, mi compañera, cuya presencia amorosa, habilidad con la computadora y constante estímulo han apoyado la creación de esta obra. A Symon, mi hijo, tu sonrisa abre mi corazón en la mañana. A ti, Julia, hija mía, por ser tú. Christopher, tu personalidad arrolladora y compasiva inspira mi sabiduría. A Inner Traditions, por creer en mí.

Ojalá la Terapia de la Visión Integral llegue a todas esas almas tan meritorias.

Contenido

Prólogo 9

Introducción 15

Capítulo 1: La puerta de la visión 24
  ¿Qué es la visión?
  La anatomía del ojo
  Síntomas oculares ---- sin problemas

Capítulo 2: La puerta del cerebro 42
  El almacén de las experiencias de la vida
  El flujo de nuestra energía
  Visión y percepción

Capítulo 3: El enfoque de nuestra mente 59
  Alma y personalidad
  Veo con cartas de agudeza visual
  Bizquee: ¡Los ojos no se quedarán trabados!

Capítulo 4: ¿Qué desea? 77
  Conciencia y curación
  El juego con la resistencia
  Esto es lo real
  La rendición al temor

Capítulo 5: El desafío de la claridad 98
  Ruido visual
  Vea sus adicciones
  El padecimiento conduce a la enfermedad

Capítulo 6: Lo que se dice es lo que se ve   110
Escuchar es liberarse
La visión de la víctima
La adquisición de poder por medio del lenguaje

Capítulo 7: Su propósito secreto   124
¿Por qué está aquí?
Los sueños de la infancia
La luz interior

Capítulo 8: La renovación de su visión   143
La verdadera autoexpresión
Una intervención drástica
Vea la crisis claramente
Imagine su salud visual

Capítulo 9: Las oportunidades de la vida   160
Recupere su poder: su visión sin lentes
Miopía: proyéctese hacia el futuro sin temor
Hipermetropía: enfóquese apasionadamente en el ahora
Astigmatismo
Ojos bizcos o desviados
¿Qué pasa si ya tiene 20/20?
Enfermedades de los ojos: ¿qué puedo hacer?
El síndrome del "brazo corto" — ¡Me estoy volviendo sabio!
Ayudas para la visión de sus hijos

Capítulo 10: La vivencia de su visión diaria   184

Apéndice:
Programa esencial de la Terapia de Visión Integral   193

Guía de recursos   195

Programas y servicios adicionales   197

Prólogo

El doctor Kaplan ha escrito un libro fascinante y controvertido dirigido a los profanos en la materia, que describe en detalle el uso de la terapia de la visión y de la nutrición, el estilo de vida y los cambios de actitud para mejorar la vista. Ha descubierto, como muchos de nosotros que ayudamos a las personas a mejorar su visión, que hay un proceso recíproco entre comprensión y vista. Una comprensión nueva se deriva de una mejor visión, y esto, a su vez, mejora más la vista. Estas ideas no son tan increíbles como parecen al ser leídas por primera vez. En todas las áreas médicas se está volviendo cada vez más claro que los hábitos, los niveles de tensión, los pecados nutricionales y los problemas emocionales de los individuos están relacionados inextricablemente con la calidad de su salud y de su actitud. No hay razón para suponer que los ojos son diferentes del resto del cuerpo.

Aunque algunas personas nacen con enfermedades, incluyendo las de los ojos, esto no debe convencernos de que todos los problemas son hereditarios o que no se puede hacer nada para lograr cambios. En todos los campos las personas están venciendo limitaciones adquiridas o heredadas, con la ayuda de buenos sanadores y maestros. Los relatos de los éxitos de los pacientes que se presentan en este libro deberían estimular al lector a asumir el control de su visión recurriendo a lo que el doctor Kaplan llama "el poder detrás de los ojos". Por supuesto, la investigación apoya la idea de que la ambliopía (ojo débil), gran parte de los estrabismos (ojos cruzados o divergentes) y los problemas de coordinación de los ojos se pueden corregir sin los riesgos de la cirugía. También se puede reducir o corregir la miopía (visión corta) ejercitando la visión.

Cuando leí el manuscrito del doctor Kaplan, volví a recordar mi propia e intensa experiencia cuando superé casi toda mi miopía en un periodo de varios

El poder detrás de sus ojos

años a finales de los 70 y comienzos de los 80 con la ayuda de dos optometristas conductistas, en Chicago y en Washington D.C. Los resultados fueron tan sorprendentes que me convertí en optometrista. La alta graduación de mis lentes (-3.75, el rango de "Sólo-la-Gran-E"), que había parecido tan necesaria antes de que me atreviera siquiera a salir de la cama en la mañana, se redujo a un lente de -.25. La mayor parte de la graduación de los lentes fue abandonada mediante un proceso simple de reducción gradual de los lentes, el uso fiel de anteojos para leer más débiles que los anteojos para ver de lejos, mirar a la distancia al aire libre, una buena luz de espectro completo, óptima nutrición, mejor postura, un estilo de vida sereno, meditación y ejercicio, todas ellas cosas incluidas en el programa del doctor Kaplan. Ahora, en mi propia práctica profesional, frecuentemente veo pacientes nuevos que han seguido un régimen similar por "otros problemas de salud" para descubrir después que "les duelen los ojos" o que "tienen dolores de cabeza" cuando usan sus lentes viejos, que se han vuelto demasiado potentes. Inmediatamente podemos reducirles las prescripciones que aparentemente necesitaban para ver 20/20 antes del nuevo interés en su salud y desarrollo personal. Si más pacientes y más optometristas se mantuvieran alerta al hecho de que las prescripciones de los lentes se pueden reducir así como aumentar, estos cambios serían mucho más comunes. Las personas necesitan hacerse cargo de su visión, pedir que se reduzcan sus lentes, usar técnicas de relajación antes de los exámenes, como sugiere el doctor Kaplan, y no hacer citas precisamente después de los exámenes finales de la escuela, de una parranda con la computadora o de una enfermedad. La visión se puede mejorar gradualmente, así como una vez se empeoró, si las personas ponen su mente en ello.

No obstante, para hacer cambios rápidos generalmente uno necesita ejercicios para la visión o "juegos de visión", como los llama el doctor Kaplan, y la ayuda de un optometrista conductista. Cuando finalmente la prescripción de los lentes queda reducida a la de los primeros pares de anteojos, puede ser más difícil lograr más cambios. El proceso provoca cierto "mirar hacia adentro" a las características tensionales que existían cuando la vista comenzó a perder agudeza. La mayoría de nosotros se volvió miope cuando éramos demasiado jóvenes para analizar nuestras tensiones personales. Como ocasionalmente necesitábamos mirar a lo lejos, alguien nos mandó a buscar anteojos, que a menudo nos daban una visión telescópica 20/15 o 20/10 que confundíamos con una buena visión. Podíamos ver las diapositivas desde la parte de atrás del auditorio sin tener que reconocer que algo andaba mal y necesitaba un nivel de corrección más profundo. De hecho, nos dijeron que nuestra visión era

Prólogo

totalmente hereditaria y que de todos modos no había nada que hacer.

Si leíamos a través de nuestros lentes, aumentábamos la tensión en nuestro sistema, lo que conducía al "empeoramiento". Los lentes mismos complicaban el problema. Pero los factores subyacentes, tales como la nutrición, el sueño insuficiente, los desequilibrios en el estilo de vida, el uso excesivo de la computadora, la falta de evaluación de nuestras necesidades y los asuntos emocionales que minaban nuestra fuerza... todo quedaba sin recibir tratamiento. Probablemente también había algunos factores familiares de estilo de percepción, intensidad, habilidad de enfoque y temperamento. Los lentes reemplazaban la necesidad de comprender nuestros problemas peculiares y propósitos interiores.

Puedo recordar que escribí en mi diario, en 1983, que "la miopía no cae simplemente del cielo ni está sentada, con anteojos, en la doble hélice de nuestra cadena genética. Es una elección, un patrón de hábitos, una actitud mental, ahora lo veo". Para muchas personas, disminuir la potencia de los lentes es tan "no-psicológico" como fue la reducción de mis primeras dos y media dioptrías, pero no conozco adultos que hayan dejado casi toda la potencia de los lentes para la miopía sin notar algunas percepciones importantes acerca de ellos mismos en su juventud e infancia, o sin experimentar alguna cólera o tristeza por decisiones tomadas y los posteriores años de visión deficiente. Como sugiere el doctor Kaplan, uno se da cuenta que ha "entregado su poder". Sin embargo, esto tiene remedio.

Después de un programa gradual para reducir la potencia de mis lentes al rango de -1.50, comencé un entrenamiento intenso en el consultorio para mejorar la visión periférica, para despertar el sistema de percepción del ambiente, que está estrechamente conectado con la postura, el equilibrio, la conciencia y la comprensión (lo que el doctor Kaplan llama "visión retinal" como opuesta a la "visión macular" o central). Pronto pude ver con una graduación menor a la de mi primer par de anteojos. Me sentí más "en el mundo", más "cara a cara". Detrás de los anteojos gruesos, yo estaba detrás de una barrera. Con los lentes débiles, el mundo es más encantador y estoy relajada. Ahora, con mis pacientes, veo que las personas se sienten más cómodas, están más en contacto con el mundo y consigo mismas cuando disminuimos la graduación. Tanto los optometristas como los pacientes necesitan saber que los lentes que permiten una agudeza de 20/15 o inclusive de 20/20 en un cuarto de examen a oscuras quizá no sean la mejor norma para obtener una buena visión general.

"En los lentes potentes, es la *información de las fases*, el volumen y la

El poder detrás de sus ojos

complejidad lo que se pierde", me dijo una postgraduada de Harvard ese día mágico en que pudo ver 20/20 sin ningún lente. Un año antes había necesitado -2.75.

Además, con los lentes de mucha graduación a menudo hay una tensión muscular continua en el cuello y alrededor de los ojos. Creo que esto es resultado directo de ubicar en la fovea una imagen central demasiado aguda (lo que aumenta la "visión macular") a expensas de la retina periférica ("visión retiniana"). La visión periférica, cuando uno la recupera, da una sorprendente sensación de seguridad en el espacio, mejor postura y movimientos más relajados.

Para aquellos de nosotros que "nos volvimos miopes", es claro que es un proceso completamente inconsciente, contra el que podemos luchar frenéticamente sin ser capaces de detenerlo. Necesitábamos la ayuda de optometristas informados y hábilmente preparados, que podrían habernos enseñado a enfocar, relajar y coordinar nuestros ojos. En cambio, recibimos lo que el retinoscopio, el auto refractor y nuestras elecciones iletradas ("¿Cuál es mejor, uno o dos?") decidieron que era mejor. A corto plazo, la adaptación de la miopía fue útil. Nos permitió el uso excesivo de nuestra visión de cerca, y estrechó nuestro mundo de atención bajo tensión, de manera que pudimos seguir sin hacer ningún cambio significativo. Nos permitió tener el control de un área más pequeña de nuestras vidas (nuestro trabajo o estudio cercano) aunque no llegáramos a la raíz de nuestras tensiones. No tuvimos que evaluar nuestra nutrición o estilo de vida, ni prestar atención a por qué estábamos "enfocando" y "eliminando" y por qué no teníamos energía para mantenernos flexibles.

Además de ilustrar detalladamente los conceptos que he mencionado, el doctor Kaplan ha desarrollado algunas teorías exclusivas sobre cómo se produce la alteración de la buena visión. También ha tenido el coraje de analizar la misteriosa conexión espiritual que hay con la visión, que va más allá de las percepciones psicológicas, que abre la "ventana al alma". En 1982, escribí en mi diario de entrenamiento visual que si todos pudieran ver la hermosura del mundo tal como la pude ver cuando percibí por primera vez la profundidad y el detalle, el volumen y el color intenso que habían eliminado mis "gruesos, fríos y viejos lentes", "habría paz en la tierra porque todos se sentirían demasiado regocijados como para pelear". Si yo no hubiera escrito ésta y otras percepciones similares, podría haber dudado de la afirmación del doctor Kaplan de que "ver con su corazón significa eliminar la mezquindad de la conciencia del 'ellos y nosotros' ". Pero el hecho es, cuando usted puede asumir el control de su propia visión, usar los dos ojos juntos, disminuir la graduación de los lentes, ampliar la visión... entonces ha salido de atrás del cristal, está de vuelta en el mundo, cara a cara, uno entre muchos, único en sus propósitos, pero conectado con todos, y en su corazón, usted lo sabe.

Dra. Antonia Orfield, O.D., M.A., FCOVD
Clínica de la Visión Binocular,
Instituto de los Ojos de Nueva Inglaterra
Boston, Massachusetts

Introducción

Cuando llega a reconocer el poder de su conciencia, lo que está detrás de sus ojos, por decirlo así, tiene más poder que lo que aparece frente a ellos, sus percepciones interiores y exteriores cambian.

—Gary Zukav

Igual que millones actualmente, puede sentirse insatisfecho, internamente frustrado. Quizá las computadoras personales, los teléfonos celulares, los faxes y los aparatos de cocina electrónicos le estén haciendo la vida más fácil; sin embargo, aunque piense que tiene todo, parece que falta algo.

El poder detrás de sus ojos lo conduce a redescubrir ese lugar interior que quizá haya olvidado mientras construía una carrera, un hogar, una familia. Este libro se enfoca en el lugar dentro y alrededor de la cabeza y del cuerpo que recuerda la época de la infancia, cuando la vida parecía fácil y usted se sentía despreocupado, cuando los días parecían largos y cada experiencia estaba llena de excitación. Ya fuera que estuviese corriendo hacia el arroyo, recogiendo flores silvestres, jugando en la nieve o robándoles frutas a los vecinos, su visión estaba llena de color multidimensional. La constante emoción de vivir corría por su cuerpo.

Este libro puede despertar en usted el poder y la libertad de una exaltación natural, totalmente libre de drogas. *El poder detrás de sus ojos* sondea profundamente en sus percepciones de sí mismo y en la forma en que percibe la vida. Sus ojos son su conexión básica con la vida. Sus percepciones determinan las formas en que reacciona, toma decisiones y conduce su vida. Al volverse más consciente de sus percepciones actuales, puede eliminar la armadura filtrante que protege a su auténtico ser y recuperar la sabiduría natural que disfrutaba cuando era niño.

El poder consiste en ser exactamente quien es y en permitir que fluyan sus fuerzas creativas innatas. Al usar ese poder, automáticamente hará elecciones respecto a la carrera, a las relaciones y a la vida que estarán basadas en percepciones nuevas y válidas.

El poder detrás de sus ojos

Superficialmente, éste puede parecer otro libro esotérico basado en palabrería filosófica. Por el contrario, *El poder detrás de sus ojos* puede activar un estilo de vida que inicia la experiencia auto curativa por medio de una vida responsable. A medida que usted modifica el sistema de filtración perceptiva de sus ojos, comienza a decir la verdad acerca de lo que ve.

El ojo es el "plato de satélite" de su conciencia perceptiva (visión). La retina del ojo recibe la luz de dos maneras. Un rayo concentrado de luz converge en una parte especializada de la retina llamada fovea. Allí es donde se produce la visión clara 20/20. A la mecánica de la vista la llamo "mirar".

Por otra parte, cuando una amplia dispersión de luz se extiende como una pincelada sobre la retina, parecida a un plato, que está en la parte posterior del ojo, resulta algo borroso. Esto es "ver". *Mirar* la vida requiere un proceso claro, lógico y analítico, mientras que *ver* la vida significa que siente sus emociones e intuitivamente explora lo borroso desconocido.

El poder detrás de sus ojos usa el mecanismo pragmático de sus ojos para tener acceso a su cerebro y a su mente. Al usar ejercicios oculares específicos es posible re-entrenar funciones cerebrales relacionadas y cultivar formas más efectivas de mirar y ver a través de sus ojos. Los enfoques anteriores de una visión mejor fueron muy simplistas y estaban orientados físicamente. En la década de 1920, William Bates, un oftalmólogo de Nueva York, propuso que muchos problemas visuales se derivaban de la tensión exagerada de los músculos que rodean el globo del ojo. Sus remedios eran una serie de ejercicios físicos, tales como cubrir los ojos con las manos y mirar el sol. Bates creía que esto relajaría los músculos de los ojos, dando por resultado una visión más clara.

El enfoque de Bates ha resistido la prueba del tiempo. Algunos maestros todavía usan este enfoque nacido en una era más simple, y en algunos casos da buenos resultados a pesar de las formas complejas en que hoy usamos los ojos. Sin embargo, el moderno enfoque de la buena condición visual reconoce las conexiones intrincadas que hay entre todas las partes de nuestro ser. Con nuestra comprensión más profunda del funcionamiento del cerebro, deberíamos incorporar una gama más amplia de técnicas para mantener y mejorar nuestra visión. Lo físico trabaja junto a lo fisiológico. Estos procesos se integran con lo emocional y están influidos por el aspecto espiritual de nuestra naturaleza profunda. *El poder detrás de sus ojos* reconoce esta importante conexión holística. Las técnicas y prácticas estimularán su cerebro, mente y ojos a trabajar juntos. El sistema Bates fue un comienzo importante. *El poder detrás de sus ojos* es el paso siguiente.

A medida que los optometristas diagnosticaban los "problemas" e iniciaban

Introducción

un programa de ejercicios, sus pacientes eran capaces de leer más claramente y podían mirar mejor con sus ojos. Luego los optometristas de terapia visual incorporaron al tratamiento aspectos de la psicología y de la conducta. Con estas nuevas técnicas, los "pacientes" aumentaron la confianza en sí mismos, los niños aprendieron de manera más eficiente y el esfuerzo ocular quedó controlado.

La ciencia conocida como terapia visual conductista ha existido durante más de veinte años y ahora es una madura disciplina de la salud que ve la visión desde un punto de vista de la persona total, o sea, holístico. (En la mayor parte de los Estados Unidos los principales seguros médicos han reembolsado los gastos de terapia visual hasta en un 80 por ciento). La terapia visual conductista ha sido utilizada para modificar tanto la percepción como la conducta y para proporcionar un medio dinámico de volverse "más consciente". La contribución más común ha sido integrar varias disciplinas relacionadas médicamente, incrementando así la efectividad de la terapia visual como un sistema total de curación. La investigación científica ha confirmado los descubrimientos clínicos de la Terapia Visual Integral. Su premisa es que, por medio de los ojos, tenemos la capacidad de cambiar nuestro bienestar físico y la forma en que nos comportamos. Nuestro comportamiento puede originarse en el estado dominado por el ego, la "apariencia" (es decir, lo que creemos que es nuestra conformación inherente, nuestra personalidad); sí puede estar más conectado con el corazón, donde se expresan los aspectos de nuestra alma. La vida se convierte en una oportunidad de descubrir el equilibrio y la armonía entre los estados del cuerpo, la mente y los ojos.

"Los ojos son la ventana del alma", dijo Shakespeare. Aquellos de nosotros a quienes nos han dicho que necesitamos anteojos para ver mejor podemos descubrir lo que los ojos y la mente están tratando de revelarnos. La prescripción de nuestros lentes proporciona la clave que necesitamos.

Como la mayoría de los optometristas, una vez pensé que hacer que mis pacientes usaran lentes compensadores ante sus ojos resolvería sus problemas. Recuerdo exactamente cuándo cambió mi manera de ver los problemas de visión de mis pacientes. Estaba sentado en mi diminuto consultorio en Durban, Sudáfrica. Pasaba uno de mis días típicos en ese cuarto oscuro, viendo apenas a mis pacientes por la falta de luz, y diciendo: "¿Es mejor con el lente uno o con el lente dos? Ahora, ¿es mejor con el primero o con el segundo?"

Un día me eché hacia atrás en mi silla, aparté esa máquina extraña que los oculistas ponemos enfrente de sus ojos para evitar conectarnos realmente (esto lo aprendí después) y miré a mi paciente a los ojos. Por primera vez, realmente me conecté con el ser humano que estaba sentado allí conmigo. Sentí que una emocionada alegría atravesaba mi corazón. Extendiendo la mano, toqué suavemente las manos de mi paciente y dije: "Realmente quiero ayudarla a ver y no volverla adicta a estos anteojos". Mientras hablaba, sus ojos se llenaron de lágrimas.

Por un momento, me quedé sentado en mi silla echada hacia atrás. Muchos pensamientos atravesaron mi mente. ¿Estaba dispuesto a decir: "¿Es mejor con el uno o el dos?" por el resto de mi vida, noventa y tres veces al día, cinco días a la semana, cuarenta y nueve semanas al año, durante otros cuarenta años? Seguramente, había algo más importante que compartir con mis pacientes.

Estudié la prescripción de mi paciente —presbicia con astigmatismo— y recordé cómo nos habían enseñado en la escuela de optometría a hacer un diagrama de la prescripción. Dibujé rápidamente uno en una hoja de papel y noté que la parte vertical de la orientación astigmática era más borrosa que la horizontal. Miré a la paciente y me di cuenta de que se podía pensar que su cuerpo, igual que el astigmatismo, comprendía de un componente vertical (de la cabeza a los pies) y otro horizontal (los brazos estirados de derecha a izquierda). Quizá, reflexioné, la prescripción óptica es un mapa espacial de cómo el paciente organiza su espacio visual y corporal.

Me entusiasmé mucho con este concepto, y mis diarios "uno o dos" tomaron un nuevo significado. Comencé a hablar más con mis pacientes. Poco después de esta experiencia, un colega optometrista me sugirió que me aplicara *a mí* la terapia de la visión. Acepté la oportunidad. A medida que dominaba las técnicas, comencé a enseñar los juegos visuales (así los llamo) a mis pacientes, en un cuarto brillantemente iluminado, sin "unos o dos".

A medida que los pacientes asimilaban la nueva terapia, noté un fenómeno particular. Las medidas oculares de los pacientes, anteriormente rígidas, ahora se estaban volviendo más variables. Al principio esto me confundió. Cuando les preguntaba a los pacientes cómo sentían su visión, me informaban que había más flexibilidad y libertad en su percepción de la vida. Comencé a apreciar cómo, como terapeuta visual, podía tener acceso a la mente de los pacientes a través de sus ojos y podía provocar cambios de percepción. Continué modificando las prescripciones de sus lentes a configuraciones más débiles, de manera que mis pacientes tenían crecientes desafíos para manejar su bloqueo visual y sus percepciones limitadas. A medida que comenzaban a exigirle más al poder que está detrás de los ojos, su autoimagen y su actitud mental comenzaron a cambiar.

Con el empleo de métodos de análisis orientales, la medicina ayurvédica

Introducción

y mi propia experiencia con los rituales nativos de Sudáfrica, comencé a ver al ojo izquierdo como el "canal femenino" y el derecho como el "canal masculino". Las correlaciones perceptivas del *mirar* —las características racionales, intelectuales y analíticas— casaban muy bien con las percepciones del ojo derecho; las correlaciones perceptivas del *ver* —las características creativas, intuitivas y no-lineales— casaban con el ojo izquierdo. No obstante, permanecí consciente de los entrecruzamientos múltiples de los senderos neurológicos de cada ojo hacia ambos hemisferios.

Como una huella digital, cada prescripción es diferente. El grado de presbicia (percepción más clara a larga distancia) o de miopía (percepción más clara en la cercanía) refleja cómo nos relacionamos con nuestro mundo o espacio personal. La miopía es una acumulación de percepciones mentales equivocadas que tienen una naturaleza constrictiva. Sus ojos han sido programados por su mente para ver el mundo como si fuera más cercano de lo que realmente es. Esta forma de mirar está exageradamente concentrada y dirigida hacia adentro. La presbicia es una codificación mental que afirma que su visión de la vida es expansiva y amplia. Mediante sus percepciones inexactas usted cree que el mundo está más lejos de lo que realmente está. La programación présbite de sus ojos significa que usted prefiere mirar hacia adelante y vérselas con el futuro más que con el presente.

El astigmatismo es una curvatura desigual o distorsión de la córnea. Es una impresión externa de rigidez en la percepción. Esta distorsión perceptiva es una reacción a una ausencia en una o más partes de su vida. El astigmatismo es un desacuerdo perceptivo entre su realidad genética y la forma en que ha decidido ver las experiencias de su vida actual. El sistema de creencias construido alrededor de estas percepciones le da la sensación de no encajar. La variedad más común de astigmatismo se relaciona con la renuncia a alinearse con la verdad de su alma. Mediante estas condiciones del ojo, o de estos mensajes del ojo/cerebro, usted puede determinar las áreas de sus percepciones "de la vida" que están más distorsionadas que otras.

El proceso de abrir las percepciones por medio de juegos visuales parecía simple. Pero con una investigación más profunda tomé conciencia de cómo las medidas de la prescripción del ojo derecho y del izquierdo podían variar. ¿Por qué las personas presentaban percepciones tan variables?

Ya sea que necesite o no usar lentes correctivos, la forma en que usa cada ojo cuenta una historia notable acerca de sus percepciones de las relaciones, su carrera y sus empresas creativas. El estímulo y desarrollo más temprano de nuestras percepciones se derivan de nuestra interacción con los padres. El programa de estas percepciones queda codificado en el momento de la concepción a partir de los genes de nuestra madre y de nuestro padre. Extrapolando a partir del modelo Rayid de interpretación del iris, de Denny Johnson, así como de los campos de la genética y del origen del árbol familiar, llegué a creer que las percepciones del ojo derecho siguen el código de ADN del lado paterno de la familia, y las percepciones del ojo izquierdo, del materno. Este desarrollo perceptivo, a partir de la predisposición del material genético del ADN, recibe posteriormente la influencia de las experiencias de nuestra vida. Por ejemplo, podemos llevar un rasgo hereditario recibido de nuestro padre que nos predispone a la ira, y si en nuestras experiencias tempranas él nos sirve de modelo de esta ira, tenemos dos claros mensajes sobre cómo encolerizarnos, uno, de la predisposición genética y otro basado en su modelo. Según el modelo de Rayid, más de cuarenta de esas influencias pueden pasar a través de las cuatro generaciones que preceden a la nuestra. Estas predisposiciones de comportamiento, transmitidas por el ADN, influyen en la percepción, en la visión que elegimos y en las adaptaciones que hacemos.

En la macrobiótica japonesa, el universo está definido como una forma ordenada de Yin y Yang. Estas divisiones son formas de energía. Idealmente, interactúan igualmente entre sí, proporcionando un estado de energía dinámica y equilibrada. La energía Yin es expansiva, periférica y femenina y se relaciona con el espacio. La energía Yang es contractiva, central, masculina y se basa en el tiempo. El ojo derecho, entonces, es equivalente a la energía basada en el Yang: expresivo, masculino, perceptivo de lo exterior. El ojo izquierdo, basado en lo Yin, es receptivo y femenino, con percepciones basadas en lo interior. La visión a través del ojo derecho revela aspectos de la personalidad y de la conducta asociados con el lado paterno de la familia. A esta percepción la llamo "Harry". "Sally" se refiere a las percepciones del ojo izquierdo, influencias y factores que afectan la visión desde el lado materno de la familia.

Mi primer experimento clínico con la terapia visual se realizó mientras mis pacientes se cubrían un ojo y hablaban sobre sus sentimientos, experiencias y respuestas emocionales. Noté que cuando estaba cubierto el ojo izquierdo la comunicación generalmente era más racional, enfocada y linear. Con el ojo derecho cubierto, el estilo de la expresión era más emotivo, sensorial y creativo. Estas conductas reproducían lo que ha revelado la investigación sobre la función cerebral, es decir, el cerebro izquierdo se dedica más al pensamiento analítico, mientras que el cerebro derecho se emplea para las formas de ser intuitivas y creativas. Desde un punto de vista energético, extrapolé que el ojo derecho podría considerarse el equivalente del cerebro izquierdo/masculino y el ojo izquierdo el equivalente del cerebro derecho/femenino. El método Rayid de interpretación del iris corroboró mi teoría al implicar al iris derecho como el portador de los patrones genealógicos del lado paterno de la familia y al iris izquierdo como el portador del materno. Luego relacioné este dato a las conexiones Yin y Yang, como las describen los principios de la macrobiótica. El proceso de desarrollo de mi trabajo en terapia visual fue evolutivo, cada fase fue un bloque de construcción de la siguiente. Posteriormente, mi exploración de la espiritualidad en la Cábala judía y las tradiciones del budismo tibetano aclararon la relación de la mente con la visión (como opuesta a la relación del cerebro). La idea de que percibimos equivocadamente la realidad del mundo se convirtió en el área de mis investigaciones clínicas. Mi herencia intuitiva africana, basada en un estilo de percepción que ve la vida desde un punto de vista de interrelación y holismo, me ayudó a integrar muchas disciplinas y experiencias para crear un caso en favor del modelo de terapia visual integrada y holística. Mis pacientes, que llegaban a las decenas de miles, me ayudaron a reconocer estas conexiones, mientras que mi experimento personal con la visión doble me dio increíbles comprensiones respecto a lo que es realmente la visión.

A medida que evolucionamos, integramos ambos estilos de visión, el receptivo y el expresivo. No obstante, en cualquier momento se puede interrumpir este proceso de integración y uno de esos canales perceptivos puede terminar dominando nuestra visión de la vida. Cuando un ojo domina la visión más que el otro y da como resultado una forma de mirar predominante, tal como tener demasiado foco central, este predominio puede convertirse en miopía o astigmatismo para ese ojo en particular. Por otra parte, si la percepción a través de un ojo es demasiado expansiva, o se está estimulando una porción excesiva de la retina, entonces esto puede dar lugar a la presbicia, que finalmente puede medirse en ese ojo. Si estamos mirando más a través de Harry o de Sally, podemos estar programando una experiencia perceptiva incompleta, incorporándola a nuestra conciencia.

Creo que cuando la percepción dominante se produce a través del ojo izquierdo, nuestra visión de la vida será más Yin (más creativa y emocional), y será limitada o expansiva dependiendo de las percepciones que heredamos genealógicamente de nuestra madre. Lo opuesto es verdadero para el dominio del ojo derecho. Nuestra visión de la vida es más racional y enfocada y está influida por las creencias y percepciones aprendidas o modeladas de acuerdo con nuestro padre y el lado paterno de la familia. Idealmente, las dos percepciones se integran en lo que Carl Jung llamó el "matrimonio divino".

Cuando el estado del ojo izquierdo y del derecho están equilibrados e integrados, podemos ver de manera multidimensional. En la terapia visual convencional, esto se llama visión binocular estereoscópica. Según Gary Zukav, autor de *La sede del alma*: "Las percepciones de un ser humano multisensorial se extienden más allá de la realidad física hacia los sistemas dinámicos mayores de los que nuestra realidad física es parte. El ser humano multisensorial es capaz de percibir y apreciar el papel que juega nuestra realidad física en el cuadro más amplio de la evolución, y la dinámica por la que nuestra realidad física es creada y sostenida. Este ámbito es invisible para el ser humano con cinco sentidos."

Desde el punto de vista de la vista y de la visión, esta dimensión de la visión, más allá del estado sensorial, probablemente incluye al alma. Cuando limitamos nuestras percepciones sólo a los sentidos, ¿estamos enfocando a través de los ojos de la personalidad? Si esto es verdad, entonces, en términos visuales, ¿estamos limitando nuestro potencial, cuando dominamos nuestra mirada a través de Harry o de Sally? Sé que cuando una de estas percepciones tiene más control que la otra, estamos desequilibrados y nos sentimos incompletos. En la Terapia Visual Integral, el mejoramiento de la vista supone que tomemos conciencia de la visión que va más allá del sentido físico de la vista, la visión que nos permite mirar lo invisible. Esta forma de ver es tener acceso al poder que está detrás de los ojos.

El poder detrás de sus ojos no es un libro que tenga la intención de ayudar a volverse más aplicado en la forma en que está *haciendo* las cosas en su vida. La conciencia que estamos buscando tiene que ver con el *ser*. Los ojos son sólo la puerta de su visión. El significado de *visión* va más allá de lo claramente que usted ve, y se extiende a la forma en que experimenta su autoimagen, sus aspiraciones, temores y vínculos familiares. A veces, sin saberlo, las decisiones que toma hoy están influidas negativamente por acontecimientos anteriores de su vida o de la de sus padres o abuelos. Estas influencias heredadas, por sutiles que puedan ser, lo alejan de su propio propósito real. Al aumentar su conciencia, *El poder detrás de sus ojos* puede ayudarlo a descubrir por qué se comporta en la forma en que lo hace, y además presenta la opción de "vivir su visión", tomando nuevas decisiones vitales con claridad y conciencia. El propósito básico de este libro es inspirarlo para que comience este viaje de descubrimiento de su verdadero potencial a través de la puerta de sus ojos.

Comencé a explorar la terapia visual hace veinte años. Mis investigaciones iniciales fueron realizadas en la práctica clínica de la optometría. Después ingresé al profesorado de optometría de la Universidad de Houston, donde

Introducción

enseñé terapia visual y realicé estudios clínicos de cómo los dos ojos trabajan al unísono. Durante esta época me volví vegetariano y descubrí que mi visión doble parecía menos predominante. Más tarde comencé a modificar las prescripciones de los lentes, en un intento por evitar que mis pacientes dependieran de anteojos cada vez más potentes. Al mismo tiempo, estaba estudiando ciencia visual para graduarme en óptica fisiológica donde me puse en contacto con la investigación básica sobre la función visual. Este estudio fue el fundamento de intervenciones terapéuticas tales como cubrirse un ojo con un parche como forma de entrenar el funcionamiento cerebral. Como me aburrí de la investigación básica, pronto expandí mi trabajo de maestría para incluir estudios en educación y psicología, momento en que aprendí cómo se forman las percepciones y cuán maleable es realmente el cerebro. Trabajé con niños minusválidos que tenían lesiones visuales y/o auditivas. Con paciencia e ingenio terapéutico, vi a niños con serias desventajas en su desarrollo que comenzaban a adquirir el dominio de su cuerpo y de las funciones cerebrales. La terapia de la visión integral salió de estas experiencias, sustentada por mi herencia intuitiva africana y judía.

La mayor parte de la información que compartiré con usted en este libro refleja mi carrera personal y mi propia investigación de la conexión entre mente, cerebro, cuerpo y ojos.

Mi presentación de este método avanzado y actual es más experimental que orientada al simple conocimiento. Un importante modelo nuevo de aprendizaje es el enfoque no-intelectual, basado en el conocimiento que se produce en el ciclo alfa de los patrones de ondas cerebrales, relajado y creativo. En lugar de "tratar de entender", usted puede recibir información y procesarla en los centros cerebrales superiores por medio de la conciencia. Las aplicaciones de este modelo pueden ser inmediatamente útiles en su vida cotidiana. Las actividades prácticas están incluidas en este libro para que pueda experimentarlas por su cuenta.

El poder detrás de los ojos es la sabiduría interior que ya existe en cada uno de nosotros. La remoción de las redes de camuflaje que cubren los lugares recónditos de nuestra existencia nos da la oportunidad de liberar nuestras percepciones. Podemos abrir los ojos para *ver* lo que realmente *sentimos* que tiene valor en nuestras vidas, en lugar de lo que podemos *pensar* que es importante.

El poder detrás de sus ojos ofrece una oportunidad para la unificación de todas las partes de su ser. El mensaje es muy simple. No hay nada que usted deba hacer más que *ser*.

Capítulo 1

La puerta de la visión

¿Qué es la visión?

Si le preguntara lo que significa visión, usted podría decir que es lo exactamente que ve, cuán clara es su vista, o posiblemente lo bien que ve un 20/20 perfecto en un cuadro de oculista. Otros podrían entender que la visión consiste en percepciones esotéricas de la mente. Todas estas definiciones son válidas.

Hemos sido programados para creer que el ojo es como una cámara que capta una imagen en el equivalente de una película, la retina. En realidad, sin embargo, sus ojos meramente *contribuyen* a su visión; son la puerta de su mente. Reciben y organizan la luz y luego la distribuyen, lo que pone en movimiento la transferencia de energía hacia la mente que comprende, la que entonces construye la experiencia de lo que usted percibe y ve. Estos órganos increíbles son microcosmos de su cuerpo. La luz interactúa con tejido vivo, y la energía combinada alimenta su cerebro, donde ocurre el 90 por ciento del proceso que llamamos "visión". Sin embargo, la mayoría de los optometristas (médicos de la visión que se especializan en el diagnóstico de las alteraciones de la visión) y oftalmólogos (médicos que se especializan en enfermedades de los ojos) determinan la calidad de su visión examinando solamente sus ojos. Su foco profesional ha estado en el proceso de la enfermedad, o en lo que hay de malo en la forma en que usted *mira*.

La infortunada realidad es que durante los exámenes rutinarios de los ojos, la mayoría de las evaluaciones se concentran en examinar solamente la calidad de la salud del ojo más que en la eficacia de su capacidad individual para organizar y procesar la luz que entra. ¿Por qué la mayoría de los oculistas no consideran otros aspectos de la persona?

Este estilo de práctica está modelado sobre un sistema de seguro médico que le reembolsa el pago al profesional cuando se descubre un problema físico, y de ese modo estimula el descubrimiento de tales problemas. Sin embargo, a menudo los pacientes presentan demandas por diagnóstico falso, y finalmente la industria lucrativa de los juicios por mala práctica profesional se ha convertido en una amenaza gigantesca para los profesionales de la salud.

Los profesionales de la vista, como la mayoría de los médicos, han respondido a esta amenaza implantando más y más pruebas para sus pacientes, para asegurarse de identificar cualquier posible enfermedad ocular. La idea inicial de la prevención era buena, pero la situación alcanzó proporciones paranoicas a mediados de los 80, cuando un 80 a 90 por ciento del tiempo total destinado a un examen de los ojos se dedicaba a la búsqueda de la presencia de una enfermedad. Sólo del 10 al 20 por ciento del tiempo de evaluación consideraba lo bien que trabajaban los ojos y cuán bien podían transmitir información del ojo al cerebro. Sólo una pequeña minoría de oculistas, posiblemente el 15 por ciento (principalmente optometristas progresistas, de la terapia visual o conductistas), se aventuraba a ver al paciente como una persona con ojos. Estos optometristas de formación conductista tienen habilidad para examinar la visión desde un punto de vista funcional y de mejoramiento. Pero consulte simplemente las páginas amarillas para ver cuántos oftalmólogos limitan su práctica a la retina o la córnea o a una especialidad en microcirugía.

Cuando los optometristas anuncian sus servicios, a menudo parecen subrayar su selección dentro del marco de la moda. En los 80, el consumismo alcanzó su madurez en América del Norte. La industria del cuidado de la vista se enfocó en la comercialización masiva de los productos para los ojos, porque parecía que se podía ganar más dinero con la venta de anteojos o lentes de contacto que con el cuidado preventivo de la visión. Algunos de los gigantes corporativos de la cosmética y de la industria farmacéutica pusieron los lentes de contacto bajo sus alas. Los fabricantes de armazones de diseñadores también se pusieron en acción, desplumando a los usuarios de anteojos con sentido de la vanidad.

Este enfoque del cuidado de los ojos, centrado en el producto final, ha opacado el énfasis en la visión. Se invierte menos dinero en el examen de la vista que en los productos para el cuidado de los ojos (anteojos, lentes de contacto, soluciones, medicinas y demás). Como consumidores, nuestro pensamiento acerca de la visión ha quedado relegado al plano físico de devolver nuestra visión al 20/20. *El poder detrás de sus ojos* sugiere una manera nueva y poderosa de ver la visión y el cuidado y mantenimiento de nuestros ojos.

El poder detrás de sus ojos

La visión es un proceso, un estado dinámico de hacer y ser. El "hacer" se asocia con la existencia cotidiana racional y lógica de estar ocupado y realizando tareas. "Ser" es el tiempo libre, la relajación, el liberarse, el rebote del ajetreo de la vida. Idealmente, estos dos estados conductuales se entretejen para producir una danza fisiológica que armoniza nuestros órganos internos, músculos y (lo que es más importante) nuestro sistema nervioso.

Para la mayoría de nosotros, esta danza no tiene un compás equilibrado. Para la mayoría de las personas, el "hacer" domina la vida diaria. Un optometrista astuto que practique la terapia visual (un doctor que prescribe anteojos desde un punto de vista conservador y terapéutico y que ofrece ejercicios especiales para mejorar la visión) puede medir las desviaciones de la norma que haya en sus ojos y puede interpretar la relación entre estas medidas y la forma en que usted usa su visión en la vida.

La investigación clínica nos dice que el ojo responde a la mayoría de los procesos fisiológicos del cuerpo. El sistema nervioso que le advierte que clave los frenos de su auto pasa a través de sus ojos; el azúcar procesado mediante el páncreas afecta la manera en que usted enfoca; un paisaje estimulante modifica el tamaño de sus pupilas. Una pupila agrandada refleja la respuesta "luchar o huir", y una pupila más pequeña indica un estado relajado. Aprender tanto como sea posible acerca de la función visual puede ayudarlo a tomar decisiones saludables en su vida y a enseñarles a sus hijos a tener una visión integral, poderosa y clara a medida que crecen.

Una vez estuve afectado por la visión doble durante el 50 por ciento de mis horas de vigilia. A pesar de tener una vista clara y una visión perfecta 20/20, cuando miraba a lo lejos o intentaba leer aparecían repentinamente dos imágenes. ¿Alguna vez trató de enfrentarse a dos pares de focos precipitándose por la autopista hacia usted? (Recuerdo haber ido manejando por la Interestatal 5, al sur de Seattle, cuando mi visión doble contribuyó a que mi auto y yo llegáramos a la cuneta central de la autopista). Trate de leer lo que parece ser dos libros al mismo tiempo. Es muy desconcertante (no es sorprendente que yo eligiera el camino de no ser lector).

Las veces en que no veía doble eran generalmente ocasiones en las que me sentía relajado. Mi visión doble me enseñó que necesitaba concentrar más mi atención para estar presente y tener una visión única. Para mí era fácil "espaciar". Mi visión doble parecía aumentar con la cantidad de agotamiento que experimentaba cuando trabajaba muchas horas; también aumentaba cuando ingería alimentos refinados, grasosos, y cuando privaba a mi cuerpo del sueño, aire fresco y ejercicio suficientes. Estas variables afectaban mi capacidad

La puerta de la visión

para mantenerme concentrado y presente y me estimulaban a "espaciar". De niños, nos machacan sobre la importancia de estos elementos para tener una vida saludable y nosotros, a nuestra vez, la predicamos a nuestros hijos. Pero a veces nos olvidamos. Cuando me di cuenta de que la falta de ejercicio, por ejemplo, estaba afectando mi visión y mi sensación de bienestar, desperté a la necesidad de modificar mi estilo de vida insalubre.

También descubrí una conexión emocional con mi visión. Cada vez que me visitaba mi padre, que vivía en el extranjero, yo tenía episodios de visión doble. Nuestra relación siempre ha sido más bien turbulenta, y cuando reaccionaba ante él, experimentaba cambios drásticos en mi visión. Mis pacientes han informado de cambios similares en la visión: los pensamientos negativos, de temor o de cólera, y las creencias limitantes parecen causar una mayor borrosidad. En su libro *Y se hizo la luz*, Jacques Lusseyran habla sobre la experiencia de haberse quedado ciego a los ocho años y su posterior proceso de recuperación. Al comienzo, era capaz de experimentar la riqueza total de la luz dentro del globo del ojo sólo cuando podía liberar su mente de pensamientos limitantes, auto compasión y otras percepciones auto destructivas.

La anatomía del ojo

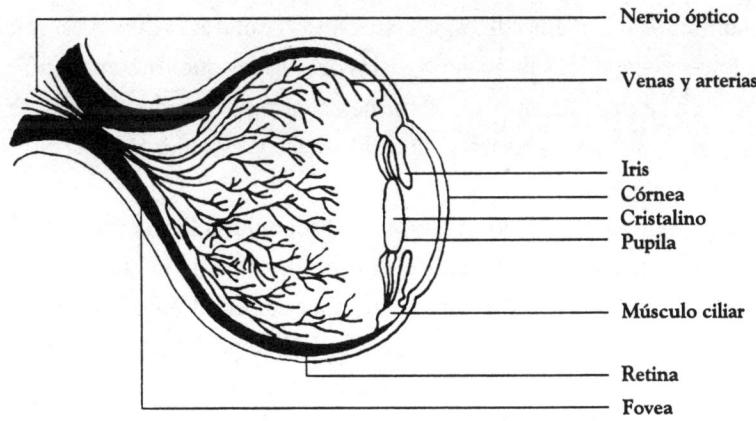

© 1994 Impreso bajo permiso, del libro *Seeing Without Glasses*. Beyond Words Publishing Inc. Hillsboro, Or.

En mi caso, después de someterme a ejercicios y rutinas específicas de terapia visual, desarrollé la capacidad de usar mi cerebro para controlar los músculos de mis ojos. Los periodos de visión doble disminuyeron, pero no completamente, porque todavía no había aprendido cómo controlar mis pensamientos y temores limitantes. Por supuesto, los lentes prismáticos de mis anteojos me ayudaban a mantener la visión única, pero cuando me los quitaba

El poder detrás de sus ojos

mi visión doble empeoraba. Sólo cuando usé la visión completa, dominada por la mente, viendo mediante mis *dos* ojos, comprendí que mis percepciones inconscientes eran la causa de que apareciera la visión borrosa y doble.

* Casi el 50 por ciento de los nervios craneanos que emanan del cerebro y controlan todas las funciones corporales son para el uso específico de los ojos.
* Algunas estructuras del ojo funcionan sin un suministro directo de sangre que les sea propio.
* El lente interno del ojo, que es como un vidrio transparente, tiene su propio sistema metabólico para regenerar las células.
* La superficie exterior del ojo (la capa anterior de la córnea) puede auto regenerarse en veinticuatro horas.

La retina tiene dos estructuras, bastones y conos. Los conos se usan para la visión diurna (la mayoría de los conos están en el área de la mácula y de la fovea, el lugar de la vista central 20/20), y los bastones son para la visión nocturna. Otro aspecto de la forma en que trabajan nuestros ojos, que la mayoría de los oculistas que no practican la terapia visual realmente no considera, es que la fovea y la retina de un ojo tiene que colaborar con la fovea y la retina del otro ojo. Los pensamientos, sentimientos y emociones que experimentamos por medio de estas estructuras oculares influyen en nuestras percepciones de la vida, y la mayoría de las decisiones que tomamos (así como la forma en que practicamos deportes, nos sentimos atraídos hacia carreras, pasatiempos y parejas, y usamos nuestra visión) están influidas por estas percepciones interiores.

Usted puede ser uno de los millones que tienen una vista excelente 20/20. Sin embargo, quizá no puede concentrarse con eficiencia durante más de treinta minutos de lectura, de trabajo en una computadora o de costura, por ejemplo, sin que su mente vague, olvidando lo que acaba de leer o sintiendo dolor en los ojos. Si ése es su caso, la fovea y la retina derechas no están cooperando con la fovea y retina izquierdas. Están sosteniendo una pelea; juntas, son disfuncionales.

La vista clara 20/20 se logra a través de la fovea, la que metafóricamente representa la claridad, el foco, el detalle, la lógica, la precisión, la racionalidad y el análisis. Las cualidades de percepción de la fovea están culturalmente asociadas con el *hacer*. La retina periférica se relaciona con el *ser* y representa sentimientos, emociones, creatividad, sensaciones e intuición. En mi libro anterior, *Ver sin anteojos* (anteriormente titulado *Ver más allá de 20/20*), designé

La puerta de la visión

"mirar" al proceso foveal de *hacer*, y al trabajo de la retina periférica, el proceso de *ser*, lo llamé "ver". Los términos los tomé prestados del gran maestro Frederick Franck, quien, en *El zen de la vista*, enseña un innovador proceso de dibujo.

Mientras estudiaba con Franck durante un fin de semana, mi esposa y yo nos encontramos mirando las hojas. El doctor Franck nos hizo dibujar sus detalles físicos, que es un ejercicio visual muy exigente. Teníamos que acordarnos de respirar y permitir que nuestros ojos examinaran cada centímetro de la hoja mientras nuestros dedos guiaban las plumas sobre la página de la libreta de bocetos. La representación fue sorprendente. Pero faltaba un elemento: *ver* la hoja. Sin permitir que en el dibujo también quedaran incluidos la emoción y el sentimiento que atraviesan la retina, se convirtió en algo demasiado perfecto técnicamente y carente de calidez y conexión emotiva.

A través de la retina, sentimos emociones y abrimos otra forma de conciencia provocada por el movimiento y la borrosidad. Esto puede resultar sorprendente. *Ver* con la retina revela percepciones visuales dobles y borrosas. Cuanto más podíamos mantenernos conscientes de la borrosidad, o "terreno", que rodeaba los bordes de la hoja, tanta más *vida* podíamos poner en el dibujo de la hoja.

Después de abandonar finalmente el disciplinado modo de *mirar* de mi educación formal, llegué a describir la combinación de *mirar* y *ver* como un proceso llamado Visión Integral. El poder detrás de sus ojos es una forma de usar sus ojos en la que se vuelve simultáneamente consciente de lo que tiene enfrente, así como de lo que está a los lados (visión periférica). Por ejemplo, mi propia visión doble había sido activada en mi mente, concretamente, mediante una combinación de factores hereditarios y experiencias de la vida. Sin *mirar* directamente a mi padre o a mi madre, es decir, al enfocar sólo detrás de ellos en forma hipermétrope, yo sólo los estaba *viendo*, lo que creaba la visión doble. Aprendí que este tipo de visión era fisiológicamente aceptable y emocionalmente contenida. Cuando experimentaba una visión borrosa y doble, ponía de manifiesto mi nuevo poder, que era la capacidad de enfocar cerca y hacia adentro. Cuando integré mi mirar y mi ver, mis experiencias de visión doble se presentaban menos del 3 por ciento del tiempo. En seis meses, no necesité más los anteojos prismáticos recetados. Quedé libre.

Ahora, pasados los cuarenta, todavía tengo una vista excelente para leer, pero mis colegas me han advertido repetidamente que inevitablemente necesitaré anteojos para leer a causa del maldito síndrome "del brazo corto"... algún día, dicen, mi brazo no será lo suficientemente largo como para enfocar los

El poder detrás de sus ojos

Enfoque y Claridad

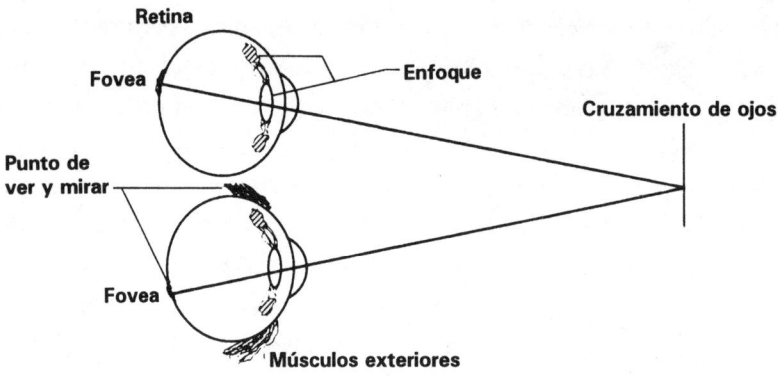

ENFOQUE hace la pregunta: *¿Qué es lo que ve?*
(Esto se relaciona con la borrosidad)

CRUZAMIENTO DE OJOS hace la pregunta: *¿Dónde se encuentra lo que ve?*
(Esto se relaciona con la visión única)

Control + poder = claridad

Control - poder = supervivencia (A esto se le denomina BORROSIDAD)

Enfoque (Claridad) + cruzamiento de ojos = Visión integrada con AMBOS OJOS
(Visión multidimensional)

detalles al alejar un objeto. Lo que no les he dicho es que practico diariamente mi Terapia Visual Integral y que tengo la intención de hacerlo así para siempre, así como cepillo mi cabello y uso el hilo dental. Mi visión bien vale los pocos minutos extra por día.

Cuando éramos chicos, mi hermano y yo teníamos un viejo lente de proyector que agrandaba los detalles de nuestra colección de estampillas. Un día soleado estábamos jugando afuera. Para delicia nuestra, descubrimos que cuando enfocábamos la luz del sol a través del lente sobre un pedazo de papel, la página comenzaba a arder. De manera similar, un anteojo o un lente de contacto concentra la luz fuertemente en la fovea, sobre la retina en la parte trasera del ojo. Esta explosión de luz causa una estimulación exagerada de la energía foveal a expensas de la función retiniana. Esto significa que la mayoría de los lentes recetados causan más *hacer* y *mirar* en nuestras vidas, y menos *ser* y *ver*. ¿Es posible que nuestras percepciones estén influidas por la forma en que los anteojos y lentes de contacto 20/20 concentran la luz en la fovea? Es horrible pensar, por ejemplo, que la adicción al trabajo pueda estar estimulada por los lentes artificiales a través de los cuales miramos.

Solamente en los Estados Unidos, 132 millones de personas usan anteojos y lentes de contacto. El 25 por ciento de la población mundial es miope. Si algo parece andar mal en nuestros ojos, a menudo le entregamos nuestro poder de decisión al optometrista u oftalmólogo, y él o ella proporciona un poder artificial sustituto en forma de una prescripción. Los anteojos o lentes de contacto reemplazan nuestro poder innato (el poder detrás de nuestros ojos), y nos volvemos dependientes de una fuente exterior de poder. Esa fuente exterior de poder se convierte en una muleta.

Me sentí impulsado a experimentar con diferentes prescripciones de lentes para ver si la conducta cambiaba cuando la luz que atravesaba los ojos se dispersaba más ampliamente en la retina y no se concentraba sólo sobre la fovea. Lo que observé finalmente, durante veinte años de investigación clínica, parece apoyar mi hipótesis: no sólo las graduaciones menores estimulan más el ver que el mirar, además crean el perfecto mecanismo de bioretroalimentación para que usted observe sus pensamientos, emociones y sentimientos. Este proceso lo ayuda a tomar conciencia de que la borrosidad de su visión puede fluctuar en ciertas circunstancias. Pronto se explicará este proceso más detalladamente.

Esta conexión entre vista y emoción es el futuro del cuidado de la visión. Está disponible ahora si usted está dispuesto a comprometerse a ser un participante activo en su viaje personal de curación.

Síntomas oculares — Sin problemas

Mi amigo de Oregón maneja un BMW, un automóvil brillante y tecnológicamente refinado. Un día, yendo con él, noté una cinta negra que cubría una luz roja que parpadeaba en el tablero. "Dick, ¿qué significa esta luz? ¿Por qué está parpadeando?" —pregunté. Contestó: "Oh, es sólo para hacerme saber que necesito darle servicio al motor. Me quedan unos tres mil kilómetros antes de que realmente necesite hacerle algo".

Por un momento pensé qué extraño era que él cuestionara la tecnología alemana. La luz estaba encendida porque se necesitaba revisar algo en el motor, y aquí estaba él cubriendo la luz. ¿Cuántas negaciones hacemos respecto a lo que nos está sucediendo realmente? ¿Con cuánta frecuencia simplemente cubrimos nuestros síntomas, la borrosidad de nuestra vida? ¿Con cuánta frecuencia tratamos de cubrir estos síntomas que podrían ayudarnos a despertar y percibir?

El ejemplo de la luz roja me hizo sentir curiosidad. Comencé a mirar mis propios síntomas oculares y corporales y cada pequeño mensaje transmitido por mi cuerpo. Recuerdo una conversación profunda con mi hija, cuando sentí un dolor increíble en el lado derecho de la cabeza mientras ella hablaba de su vida conmigo. A medida que compartía sus sentimientos, mi dolor parecía fluctuar. Antes de que hubiera comenzado a notar los mensajes que me estaba enviando mi cuerpo, probablemente no hubiera prestado mucha atención al dolor... no hubiera estado tan consciente. Pero en este momento, casualmente yo estaba sintonizando. Sentí que el pecho se me volvía muy tenso. Estaba comenzando a cerrarme y a sentir cólera y frustración. Me apoderé del momento y, con él, de la oportunidad de enfrentar mis propios temores de rechazo y de pérdida del amor.

Con una evaluación honesta de nuestras necesidades y nuestros temores particulares, y con claridad de mente, podemos comenzar a comprender que los síntomas físicos están revelando algo muy importante. Comencé a hablarles a mis pacientes sobre la visión con la comprensión de que sus mentes estaban comunicando una información importante a través del estado de sus ojos.

Cuando usted lo piensa, generalmente un optometrista o un oftalmólogo no dan buenas noticias. El enfocarse en la proyección del cuadro con letras le puede traer recuerdos desagradables de cuando su doctor le dijo que necesitaba anteojos, lentes de contacto, medicinas o cirugía. En general, nuestra relación con los profesionales del cuidado de la vista se basa en la suposición de que nuestros ojos nos fallarán. No obstante, el primer paso para cambiar la visión es modificar las percepciones limitantes. Los síntomas tales como borrosidad, visión doble, ojos rojos, dolor en los ojos, sensaciones ardorosas o arenosas, y los diagnósticos de enfermedades tales como glaucoma, cataratas y astigmatismo pueden ser vistos como buenas noticias.

Para la mayoría de mis pacientes (y para mí) este cambio de actitud exigió un salto hacia una nueva manera de pensar. ¿Cómo podía verse como un don una enfermedad como el glaucoma, que causa ceguera y potencialmente pone en riesgo la vida? Pero considere esta analogía con una computadora: si el 90 por ciento de la visión se inicia en la mente, entonces, ¿no es posible que el ojo sea como una impresión que nos ayuda a comprender nuestro pensamiento interior, las percepciones de nuestra mente? Concluí que las condiciones que yo medía en el ojo y las formas de mirar y ver a través de Harry y Sally, así como la manera en que ellos interactúan, son como un mensaje que su conciencia perceptiva envía por fax. Profundamente adentro de su subconsciente, una vocecita lo está llamando a entrar en acción. "Tu estilo de vida está desequilibrado, está presentándose demasiado *hacer* (o *ser*). Voy a enviar un mensaje, una enfermedad ocular como la miopía (o el glaucoma o el astigmatismo) para que despiertes a este desequilibrio y abuso."

Sus ojos son como la luz roja de advertencia del auto de mi amigo. Puede decidir ignorar la llamada para despertar, pero finalmente tendrá que enfrentar las consecuencias, tales como un mayor deterioro de su vista o la pérdida del uso máximo de sus ojos. Por otra parte, puede reconocer el sensible sistema de información de sus ojos y decir: "Gracias, mis ojos hermosos, por hacerme saber que necesito hacer algo diferente".

Cuando estaba enseñando terapia visual en una universidad de optometría en la Universidad del Pacífico, en Portland, Oregón, compartí este concepto innovador con una paciente. A diferencia de las miradas extrañas que recibía generalmente, la reacción de esta joven me dijo que entendió inmediatamente mi línea de razonamiento. Dijo: "¿Quiere decir que mi mente está tratando de decirme algo a través de mis ojos?" Durante las dos visitas siguientes al consultorio, determinamos que su pérdida de visión nítida a la distancia (miopía) se relacionaba con haber comenzado un curso intenso de estudios en la universidad. Necesitaba ajustar su visión a un constante foco cercano para leer muchos libros. Sin un programa de relajación destinado a sus ojos y su visión, la prolongada lectura no favorecía a sus ojos, su cuerpo y su mente.

Nuestros ojos todavía están biológicamente diseñados para cazar y cosechar. Cuando leemos, nuestra mente está concentrada en absorber información, sacar buenas calificaciones o quizá alcanzar nuestros objetivos profesionales. Nuestra mente les dice a nuestros ojos: "Por favor, manténganse enfocados y miren claramente las palabritas que están en la página". Al pasar el tiempo, esta comunicación fuerte, estrecha, del ojo con las páginas vuelve inflexible el músculo del enfoque y por lo tanto lo hace incapaz de relajarse cuando mira a la distancia. El resultado es la visión borrosa.

Antes, cuando usted pensaba que algo andaba mal con sus ojos, corría al oculista en busca de solución. La mala noticia era que necesitaba anteojos "para corregir su problema". Esto está más lejos de la verdad que lo que está la estrella más cercana de nuestro planeta. En mi investigación, el uso prolongado de los lentes tradicionales, "correctivos", 20/20, conduce a mayores reducciones en la visión. Otros factores que contribuyen a que la visión se vuelva aún más borrosa son la lectura excesiva, la falta de sueño o la ingestión de alimentos que provocan una reacción metabólica alérgica.

Comencé experimentando con lentes más débiles para 20/40. En lugar de usar 20/20 (es decir, en lugar de neutralizar la borrosidad y dejarla en cero), dejé en su lugar un 16 por ciento, lo que daba como resultado una claridad del 84 por ciento. Acompañada por la terapia visual, esta práctica les dio a mis pacientes una ventaja terapéutica. Si mis pacientes seguían conscientemente mi programa casero de Terapia Visual Integral para aumentar la buena visión en ambos ojos, y si aprendían a integrar estas percepciones, finalmente podían usar graduaciones aún más débiles. Con el tiempo, la borrosidad del 16 por ciento disminuía. Esta era una verdadera prescripción de lentes correctivos.

A finales de los 70 y comienzos de los 80, como profesor de optometría clínica, estimulado para hacer investigación, estaba en una posición muy afortunada. Podía sumergirme en las posibilidades de nueva información que haría progresar más la ciencia de la visión. Al registrar las respuestas de las pruebas clínicas, noté que cuando mis pacientes reportaban sus síntomas oculares surgía una historia que correlacionaba acontecimientos específicos de su vida con sus ojos y visión. Comenzó a emerger una verdad metafórica implícita. También descubrí que, igual que las historias de mi paciente, cada parte de la anatomía del ojo reflejaba fragmentos de su propia historia acerca de la visión, comunicando necesidades específicas provenientes de la mente... necesidades que exigían reconocimiento y acción.

Por ejemplo, encontré que un síntoma y el diagnóstico subsiguiente relacionados con la córnea del ojo, con indicaciones tales como dolor, ruptura de la integridad del tejido o inflamación, estaban correlacionados con aspectos de una lucha por el poder en la vida de la persona. La córnea del ojo contribuye por lo menos con el 80 por ciento de la refracción óptica de la luz que finalmente llega a la fovea. Si mira un corte de la córnea, verá una estructura exquisita, bellamente formada, totalmente transparente, como un domo claro. Cuando nos volvemos perceptivamente inconscientes, las funciones naturales de las partes del ojo llegan a estar amenazadas por la deformación y la distorsión. La córnea cubre el iris, la parte coloreada del ojo. Cuando el domo está deformado de manera que la capacidad refractora de la córnea es más fuerte en un lugar que en otro, se presenta el astigmatismo.

Ser capaz de reconocer el dolor y la incomodidad en presencia de diagnósticos problemáticos y todavía ver la luz al final del túnel es un desafío para cualquiera. Para poder ver más allá del obstáculo, es preciso encontrar honestamente un lugar profundamente inserto en la esencia de quiénes somos. Este tipo de visión poderosa proviene del espíritu y del alma. Gary Zukav dice en *La sede del alma*: "Cuando vemos a través de ojos auténticamente poderosos, metafóricamente hablando, uno tiene más capacidad para ver sin obstrucciones, más capacidad para vivir el amor y la sabiduría y más capacidad y deseo de ayudar a otros a evolucionar en el mismo amor y la misma luz". Creo que con la Terapia Visual Integral podemos extender esta idea más allá de la metáfora. El poder que está detrás de los ojos es el reconocimiento de una energía mayor que la simple presencia de nuestros ojos. Esta esencia, o alma, contribuye a que tengamos una visión clara, la que a su vez estimula a nuestros ojos a funcionar bien.

La puerta de la visión

Stephen

A los veintidós años, los anuncios atractivos habían inducido a Stephen a someterse a una cirugía de córnea con láser que corregiría su miopía de una vez y para siempre. Podía ver con una visión perfecta 20/20 cuando usaba sus anteojos, y con una gran comodidad. La seducción de la cirugía residía en la promesa de liberarse de la miopía y de la necesidad de usar anteojos.

Hizo lo que pensaba que eran las necesarias investigaciones apropiadas acerca de este procedimiento experimental. Se le dijo a Stephen que tendría un número mínimo de síntomas después de la cirugía y que, con tiempo y cicatrización, todos desaparecerían. Siguió adelante con la cirugía con láser. El primer procedimiento, en el ojo derecho, fue sólo parcialmente exitoso; después se necesitó una segunda operación en el mismo ojo. Pero el médico estaba alborozado por la visión 20/20, técnicamente perfecta, que tenía Stephen sin anteojos.

Al principio, la novedad de ver claramente sin anteojos lo cegó ante las irritaciones menores y los síntomas de percepción nublada. A medida que pasaban las semanas y los meses y esperaba que los tejidos de la córnea siguieran cicatrizando, cayó en la depresión. Un joven anteriormente extravertido con montones de amigos, se volvió más introvertido, se quedaba en casa y volvió a vivir con su madre. Su carrera exitosa parecía sin sentido. Se quedó sin empleo y se pasaba horas en la casa, sentado y desanimado. Sus amigos y su madre no podían entender lo que le estaba pasando.

Por esa época me consultó. Me quedé pasmado cuando, con voz apagada, comentó su preocupación. Cito: "No quiero ver a través de estos ojos". Su elección de un método quirúrgico invasor para mejorar su visión y este comentario profundo revelan cómo se había desconectado Stephen de sus ojos.

Stephen también mencionó que, aunque sus córneas habían sanado, lo molestaba una mancha (materia en el humor vítreo del ojo). Aunque Stephen tenía una visión clara 20/20 sin anteojos, la presencia de la mancha y su visión nublada destruían todos los beneficios de la cirugía. ¿Qué era este mensaje de la mente inconsciente de Stephen? ¿Por qué este síntoma era una mala noticia para este hombre? ¿Podía yo ayudarlo a descubrir la buena noticia en un defecto ocular relativamente irreversible como una mancha? ¿La mancha había estado siempre presente y simplemente la cirugía con láser había aumentado el defecto? ¿La mancha era un resultado del trauma quirúrgico?

Yo no podía contestar todas estas preguntas, pero podía ayudar a Stephen a ver el mensaje de sus ojos. Seguía proyectándose una gran pregunta subyacente. ¿Stephen estaba listo para abandonar sus zapatos de "víctima" y comenzar a asumir la responsabilidad de su propia visión de la vida?

El poder detrás de sus ojos

Como ocurre con muchos de mis pacientes, Stephen y yo recorrimos mucho terreno durante su primera visita. Descubrió cómo sus ojos podían influir en muchos aspectos de su vida. Su reconocimiento más importante fue que temía tomar más decisiones médicas en relación con sus ojos, en caso de que nuevamente hubiera consecuencias negativas. El temor, que se presentó por primera vez cuando su médico original diagnosticó su miopía, jamás había sido realmente tratado.

Stephen se tomó un año para meditar sobre el resultado de nuestra primera entrevista, y después telefoneó inesperadamente. Supe que había obtenido percepciones profundas. En su segunda consulta, la actitud de Stephen parecía diferente. Parecía más cómodo con la mala noticia de su predicamento, aunque los síntomas del ojo sólo habían disminuido vagamente. Hablaba con más seguridad y propiedad personal de sus dificultades visuales. En lugar de culpar a la experiencia, parecía estar haciéndose cargo de las circunstancias de su vida. Esto no es raro en la verdadera curación que está guiada por el alma. Stephen tenía que ver el propósito de su estado y avivar su intención de estar bien mediante la modificación de su estilo de vida.

Al integrar las experiencias emocionales reveladas a través de sus ojos, Stephen comenzó a hacer elecciones vitales prudentes. Esto creó el contexto para los posteriores tratamientos físicos a fin de curar las manchas y el malestar que se sentía.

Casos como el de Stephen no son únicos. Si la premisa es que la visión comienza en la mente y que los síntomas oculares y las distorsiones de la visión se hacen presentes para despertarnos, entonces quizá el proceso de despertar necesita ser gradual. Quizá el mensaje es que deberíamos ver la vida como un viaje, saboreando cada momento en lugar de estar superconcentrados en el destino inmediato. Un proceso como la técnica láser aplicada a la córnea es muy rápido. La mente tiene poco tiempo para prepararse para el regreso de grados de visión tan agudos. Los síntomas que frecuentemente aparecen después de la cirugía ocular podrían traducirse como gritos de la mente pidiendo atención. "No recibiste el mensaje la primera vez, así que ahora *realmente* ¡necesito ponerle más énfasis!"

Con mucha frecuencia, mis pacientes tienen un padecimiento ocular específico y están tratando de enmascarar los mensajes que están llegando. El padecimiento puede desaparecer, y en muchos casos dura un tiempo. Entonces ¡paf! se manifiesta un segundo síntoma o padecimiento. Con la técnica correlativa de usar graduaciones cada vez menores en los anteojos, sumado a la

La puerta de la visión

Terapia Visual Integrada específica, el cerebro y la mente parecen tener una oportunidad más razonable para acomodarse a la nueva visión.

La Terapia Visual Integral es como la construcción de una casa. Los cimientos necesitan ser sólidos para sostener las otras estructuras. Usted está en un viaje de descubrimiento, y cada etapa del viaje necesita que la abrace y acepte en su momento. Usted ve la imagen general (como cuando hojea un libro), recibe el sentimiento del proceso total y luego comienza a llenar los detalles. Para cada padecimiento o síntoma ocular, o para cada necesidad de los pacientes, mi enfoque es ligeramente diferente. El primer paso es descubrir lo que las partes y medidas de su ojo están tratando de revelar.

En *Lo que el ojo revela*, Denny Johnson afirma que el iris (que se ve y estudia fácilmente con una lupa o con fotografías) puede leerse como un mapa. La valiosa contribución de Johnson al campo de la psicología es la capacidad de leer el iris desde los puntos de vista de la emoción y de la personalidad.

Cuando mira el tocón de un árbol cortado, usted nota líneas finas, anillos concéntricos y otras marcas que indican la edad del árbol, los patrones de crecimiento y las influencias ambientales. De la misma manera, la coloración y los "rayos" del iris comunican las tendencias e influencias familiares. La presencia o ausencia de apoyo, creatividad, dedicación, cólera y temores pueden determinarse por las marcas en forma de cráter (flor) o de roca (gema) que hay en el iris. Por añadidura, el iris también revela el grado de expresión interior, realización, propósito, paz y armonía y capacidad que han de integrarse entre las dos mitades de nuestro cerebro, y el vínculo entre nuestras herencias genéticas.

Al principio, la forma de análisis de Johnson le parecía demasiado metafísica a mi mente entrenada científicamente. Pero una vocecita dijo dentro de mí: "Pruébalo. Pruébalo". Comencé a realizar pruebas clínicas usando este método Rayid de interpretación del iris (véase ilustración). Según el método Rayid, en el iris están representados tres patrones básicos: emocional, cinestésico y mental. El cuarto, el extremista, es una combinación de dos o más de los patrones básicos. Estos patrones reflejan la impronta genealógica del árbol familiar transmitida al retoño. Como una bomba de tiempo, estas influencias pueden manifestarse como comportamiento en cualquier momento. En el método Rayid de interpretación del iris, se comparan los patrones del iris del ojo izquierdo y del derecho. Como descubrí en mi investigación clínica, Johnson también descubrió que el ojo derecho representa el lado paterno de la familia y el ojo izquierdo representa el lado materno. Si el patrón del ojo derecho tiende a dominar, lo que significa más actividad estructural en ciertos lugares, se

El poder detrás de sus ojos

Tipos de Iris

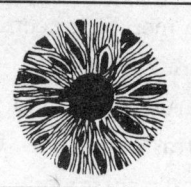

TIPO EMOCIONAL (Flor): Tiene aberturas curvadas o redondeadas como pétalos. Son emotivos, se comunican principalmente con imágenes y aprenden escuchando. Flexibles, espontáneos y cambiantes se manejan con facilidad en las relaciones sociales; son animados, expresivos, provocan exitación y disfrutan exhibiéndose. Viven el momento y puede que su entusiasmo no dure mucho. Destacan como artistas, músicos e ingenieros. Necesitan control por lo que se sienten atraídos por las personas del tipo MENTAL para lograr relaciones duraderas.

TIPO CINESTÉSICO (Torrente): Tienen una estructura fíbrica uniforme y alargada que revela la tendencia a creer que todo es su cuerpo. Les gusta la estabilidad, son confiables y aportan al grupo cohesión con verdadera simpatía; tienden a servir y equilibrar a los demás. Se comunican mediante la postura del cuerpo (el tacto y el movimiento) y se les dan bien los deportes, la danza, el servicio público y sanitario. Aprenden escuchando, por medio de la vista y por imitación. Como necesitan la expansión se sienten atraídos por los del tipo EXTREMISTA (Mezcla) para una relación duradera.

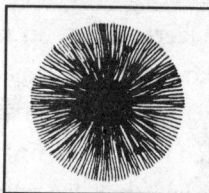

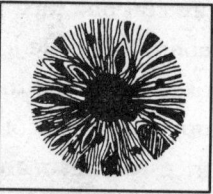

ATRACCIÓN ↑↓

ATRACCIÓN ↑↓

TIPO MENTAL (Gema): Los pigmentos en el fondo del iris indican que se trata de una persona pensadora, intelectual que tiende a controlarse a sí misma, las situaciones y a los demás. Requiere de la comunicación verbal, demuestra poco las emociones y no gesticula; suelen ser intensos, deliberados y calladamente manejan a los demás para conseguir sus metas. Combinan puntos de vista muy definidos, ponen atención a los detalles; imponen su presencia y sobresalen como líderes, maestros y científicos. Aprenden de modo visual. Se sienten atraídos por los del tipo EMOCIONAL en cuanto a relaciones duraderas, los cuales les ayudan a abrirse, ceder y rendirse a las emociones en vez de al análisis.

TIPO EXTREMISTA (Mezcla): Tienen los pigmentos y las aberturas redondeadas. Unifican los rasgos emotivos y mentales junto a sus diversos modos de comunicación. Son dinámicos, progresistas, inconvencionales en el pensamiento y la acción; se ponen al frente de los cambios y los retos de la vida con desenfado y entusiasmo llegando incluso al ridículo. En aras de conseguir sus metas pasan por etapas de éxito y fracaso debido a su inconvencionalismo. Suelen dedicarse a causas perdidas y aventuras y por ello destacan como exploradores, innovadores y motivadores. Aprenden mediante el tacto y el movimiento. Desean realmente apoyo y equilibrio por lo que se sienten atraídos por los del tipo CINESTÉSICO para relaciones duraderas.

© Rayid International. Impreso bajo permiso de la revista *Shared Vision*.

manifiesta el predominio del hemisferio izquierdo. En este caso uno podría especular que el padre (ojo derecho) puede haber tenido la influencia mayor sobre el desarrollo de la personalidad de ese paciente. Relacioné estas observaciones con las graduaciones de la prescripción de mis propios anteojos: esta persona, ¿era miope o hipermétrope, y había astigmatismo? ¿Eran diferentes las medidas de los dos ojos? ¿Cómo se relacionaba esto con las marcas del iris y con los hallazgos del predominio hemisférico y paterno o materno?

Mi investigación clínica llevó el método Rayid de interpretación un paso más allá. Usé los hallazgos relacionados con la graduación de los lentes y un historial exhaustivo, combinados con el análisis del iris, para explicar cómo los pacientes deformaban sus percepciones visuales en su mente. El iris me dio el trasfondo de las influencias genealógicas que tenían que enfrentar mis pacientes para sobrevivir en sus situaciones familiares o en su ambiente general, lo que posteriormente moldeaba la estructura del ojo dándole una forma o grado particular de potencia óptica. Los optometristas y oftalmólogos convencionales afirman vehementemente que la miopía, la hipermetropía y el astigmatismo se deben a que el globo del ojo es largo o corto o a córneas deformadas. En la optometría conductista, vemos la deformidad del ojo como el resultado final de percepciones erróneas hechas por el cerebro y la mente. Mi contribución al modelo de la Terapia Visual Integral es estudiar el papel de las influencias del árbol familiar, tal como se ven en el iris, como una forma de explorar más aún la etiología desarrollista de los problemas de la visión.

Me asombró el grado de exactitud entre las correlaciones clínicas y las influencias genealógicas del paciente. Cuando no podía explicar la adaptación perceptiva de la graduación de los lentes o la distorsión visual de Harry versus Sally, veía la fotografía ampliada del iris y descubría la siguiente información.

Mis pacientes miopes tendían a tener influencias dominantes, controladoras, mentales/intelectuales, que parecían emanar del lado materno de la familia. Esto significa que se ven más conformaciones gema en la miopía dominante en el ojo izquierdo, la influencia materna. Las marcas emocionales o mentales (intelectuales) en los iris de los pacientes miopes mostraban una preponderancia de patrones basados en el temor, lo que indica que la miopía parece estar en gran parte basada en el temor (temor a la pérdida del amor, temor al rechazo o abuso y temor a padres represores y castigadores).

Si el paciente muestra predominio del cerebro derecho, el patrón del iris izquierdo revela una mayor influencia de "voluntad" del lado materno. Un paciente así podría estar mostrando más comportamientos relacionados con el cerebro izquierdo, tales como análisis, ser demasiado verbal y usar una lógica excesiva para buscar el equilibrio. Esto quizá se manifieste como acciones controladoras sobre los hombres, dependiendo de las influencias de Harry que se registren en el iris.

Los pacientes hipermétropes o présbites, en líneas generales, se están enfrentando a una cólera no resuelta en el árbol familiar. Desde una perspectiva Rayid, la cólera puede transmitirse genéticamente en forma de tendencias inconscientes al comportamiento colérico. La persona no necesariamente demostrará su cólera, pero aun así lleva el potencial de ser colérico. Se ha supuesto que la probabilidad de manifestar esta cólera se vuelve más fuerte con cada generación sucesiva que lleva esta información genética (es importante recordar que estas influencias están dentro de la genealogía de cuatro generaciones y a veces no se manifiestan en la relación con el padre inmediato). El astigmatismo también puede estar correlacionado con influencias específicas dentro de la conformación genética.

El astigmatismo significa que la percepción de claridad o borrosidad será específica de una orientación particular de los ejes del globo del ojo. Típicamente, los meridianos o ejes del globo ocular son como orientaciones sobre la cara de un reloj, teniendo el ojo derecho y el izquierdo cada uno su propio reloj. Hay dos meridianos básicos, el vertical (las seis) y el horizontal (un cuarto para las tres), así como orientaciones oblicuas (diez para las cuatro y ocho y diez). El astigmatismo ocurre cuando la córnea asume una curvatura más marcada en una de estas orientaciones. Al analizar la graduación del lente refractor del ojo, uno puede determinar en qué orientación se producen las percepciones más claras o más borrosas. Al considerar la estructura del iris relacionada con estas orientaciones córneas, uno puede comparar la influencia genética y las adaptaciones de la percepción visual que se han desarrollado. Si la orientación del meridiano más borroso es vertical, las lecciones que tiene que aprender la persona son la paciencia, la confianza y la concesión. Si la borrosidad es horizontal, entonces es necesario expresar la verdad interior mediante el compromiso. La orientación oblicua de la borrosidad tiene que ver con la voluntad y el despertar espiritual, el escuchar y demostrar las pasiones ocultas.

Los estudios de la orientación vertical del cuerpo, considerada por algunos como la orientación del sistema de la energía humana (sistema de chakras), indican que el sendero cerebro-ojo conecta la visión con la fuente de nuestra alma en una forma creativa o inspiradora. Para estar equilibrados, los diversos centros de energía o chakras que se encuentran a lo largo del eje vertical necesitan estar vinculados. Éste es otro componente de la integración. La ciencia visual reconoce dos tipos de astigmatismo, uno en el que la mayor borrosidad ocurre en la orientación vertical, y el otro en el que la borrosidad ocurre en la orientación horizontal. El astigmatismo más común es el vertical, relacionado con la miopía. Éste es el llamado astigmatismo que sigue la regla. La presencia de astigmatismo indica que las percepciones fundamentales están interfiriendo con su capacidad para integrar plenamente su corazón, su ego y su alma. Idealmente, habrá una claridad óptima en ambos ejes principales. Lo asombroso del astigmatismo es que los optometristas conductistas hallan que la medida de estas distorsiones del ojo puede fluctuar al cambiar los pensamientos y los sentimientos. El grado hasta el que las medidas se mantienen fijas indica cuán arraigados están los hábitos visuales de la persona, lo que por supuesto se relaciona con la personalidad.

La puerta de la visión

Cuanto más capaz sea usted de dominar el poder detrás de sus ojos mediante un pensamiento flexible, un sueño, una visión o una inspiración sincera, tanto menos intensa es la medida del astigmatismo.

La información del iris es una clave de las variables subconscientes que acechan en la cueva oscura de nuestra conciencia perceptiva visual. Estas fuerzas controladoras erosionan nuestro poder, y luego establecemos creencias perceptivas en un intento por justificar cómo nos vemos a nosotros mismos. Cuando somos pequeños creemos lo que nuestros padres dicen sobre quiénes somos, o quiénes piensan ellos que somos (buenos o malos, inteligentes o estúpidos, etcétera). Nuestras moléculas de ADN, como herencia genética de nuestros padres y abuelos, almacenan una verdad de quiénes podríamos creer que somos. Por añadidura a esta impronta, nuestras células cerebrales guardan una biblioteca videograbada de nuestro yo percibido, moldeado por nuestras diversas experiencias vitales a través de nuestros sentidos. Nuestros ojos se usan para acumular visualmente la mayoría de esta videoteca para verificar la exactitud de cómo es percibido nuestro yo genético. Esto significa que si nuestra experiencia vital de lo que vemos no coincide con la creencia codificada genéticamente de quiénes pensamos que somos, moldeamos nuestras percepciones para sobrevivir a nuestras circunstancias. Esta defectuosa percepción mental se revela después biológicamente como problemas visuales en los ojos. Sin embargo, existe otro aspecto del yo, y ése es nuestra esencia, o presencia luminosa. Zukav llama a esto el alma. El alma puede ser la forma más importante de definir quiénes somos realmente y de qué se trata la visión, finalmente. La búsqueda por descubrir nuestro verdadero yo, que abarca de la edad mediana a la avanzada, requiere que abandonemos nuestras percepciones limitantes.

Ahora tenemos la oportunidad de descifrar estas adaptaciones visuales y de administrar un proceso de rehabilitación, consistente en la Terapia Visual Integral, que afecta a toda nuestra conciencia.

Capítulo 2

La puerta del cerebro

El almacén de las experiencias de la vida

Como una cámara de video, el tejido de nuestro cerebro tiene la capacidad de almacenar los recuerdos de nuestras experiencias vitales. Cada momento de cada acontecimiento es cuidadosamente archivado en la biblioteca videograbada de nuestra mente. El proceso de grabación puede comenzar antes de nuestra propia vida.

Bebé

Una vez, sobre la tierra, un hombre y una mujer se unieron en una cópula. Cuando el esperma de él fertilizó el óvulo de ella, se creó un nuevo ser físico. En el momento de la concepción, los cromosomas de "Papá" se unieron a los cromosomas de "Mamá", y dos generaciones del árbol familiar se integraron para crear a "Bebé". Quizá el espíritu de Bebé decidió estar en la tierra y pudo manifestarse mediante la unión de esta pareja. El fundamento y programa genéticos de este nuevo ser, establecidos en ese instante, sirvieron de medio para que Bebé verificara los "acontecimientos" externos de las vidas de sus padres. Por ejemplo, Mamá hablaba en un tono específico en ciertas circunstancias e interactuaba con Papá y otros miembros de la familia en una forma particular cuando tenía una angustia emocional. Bebé consultó la información archivada en su banco de memoria genética, comparándola con sus notas sobre el comportamiento de Mamá. Cualquier incongruencia entre ambas hacía que Bebé desarrollara estrategias fisiológicas para hacerle frente a esta percepción desequilibrada. El mismo proceso se repetía con Papá (recuerde, éste es sólo un cuento).

A lo largo de la experiencia intrauterina, el cuerpecito de Bebé estaba desarrollando sus sentidos del tacto y del oído, y a los cinco meses estaba

La puerta del cerebro

reaccionando a la luz. Imagínese el saco amniótico sirviendo como una cámara de eco, amplificando las experiencias de Bebé en relación con Mamá y Papá. El cuerpo físico y las experiencias intrauterinas de Bebé estaban siendo moldeadas por el comportamiento de Mamá y Papá y por la vida exterior al vientre. Después Bebé nació. Dependiendo de las circunstancias, una palmada en el trasero en el hospital o una serena transición a los brazos amorosos de Mamá en el hogar concluyó la experiencia prenatal de Bebé. Los acontecimientos prenatales y natales quedaron impresos en su tejido cerebral, formando la base de su desarrollo perceptivo y el modelado resultante de su cuerpo, incluyendo las estructuras de los ojos. Esta información afectaría a Bebé durante toda su vida. À Bebé lo llamaron Shaun. Durante los seis años siguientes, Shaun continuó el desarrollo acelerado de su experiencia vital perceptiva, que constantemente era comparada con sus referencias genéticamente codificadas. Pasó por las fases de arrastrarse, gatear y caminar, hizo la transición de la leche materna a los alimentos sólidos, y creció mientras Mamá y Papá evolucionaban personalmente. La familia se mudó a una nueva casa al otro lado del país. Papá y Mamá tenían trabajos diferentes. Quizá sus padres se divorciaron o quizá se murieron. Aumentó el número de experiencias grabadas de Shaun. Gracias al habla y al movimiento de su cuerpo, Shaun pudo actuar las incongruencias entre su código genético y sus experiencias vitales a través de sus sentidos. Cuando su mente no podía habérselas con lo que él veía, distorsionaba lo que veía para permitirle sobrevivir, y con el tiempo esta distorsión se manifestaría como una distorsión en el ojo, desembocando en miopía o hipermetropía o astigmatismo.

La narración anterior puede parecer surrealista. Sin embargo, médicos tales como Thomas Verny y John Kelley, en *La vida secreta del feto*, presentan datos convincentes acerca de la riqueza de las experiencias intrauterinas. Muchas personas bajo hipnosis regresiva pueden recordar experiencias prenatales y del nacimiento. El impacto de todas las experiencias de la vida, incluyendo las experiencias prenatales y natales, que estén en contradicción con el programa genético, pueden quedar en la memoria en una sección especial de "la biblioteca" y después quedar enterradas en el subconsciente. La claridad de una experiencia del momento presente es filtrada a través de incongruencias pasadas entre lo que "sabemos" genéticamente que es cierto y lo que revela nuestra experiencia actual.

En el caso de Anne, la memoria genética era muy clara. Genéticamente, ella sabía que su padre era un hombre amoroso y sensible; no obstante, cuando él

Anne

El poder detrás de sus ojos

El Ser

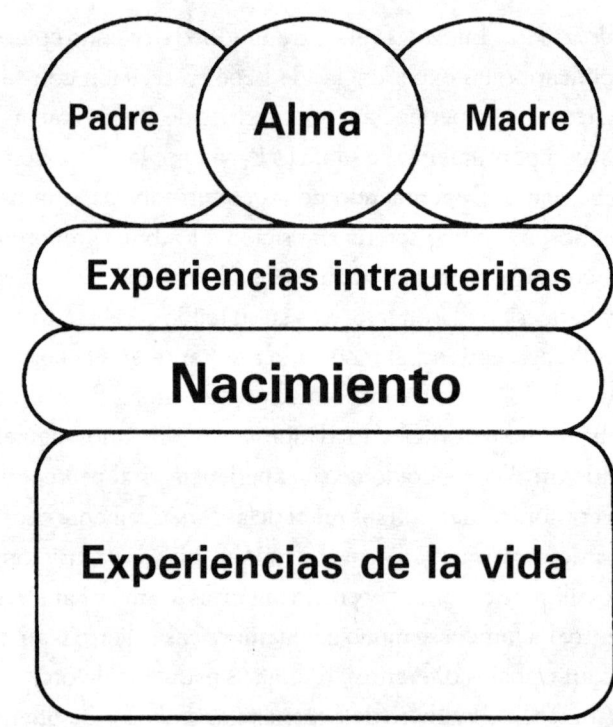

actuó en una forma sexual incorrecta cuando ella era una joven adolescente, sus percepciones estuvieron en contradicción con lo que ella sabía interiormente, a nivel genético y del alma. Hizo lo que tenía que hacer para sobrevivir, una estrategia que incluía la distorsión de su visión. Un aspecto de la estrategia finalmente se reveló en el astigmatismo (físicamente, la córnea estaba formada desigualmente y su percepción en el ojo derecho se volvió deforme y doble). Sin oír la historia de Anne, yo pude ver la predisposición genética a tener dificultades con la sexualidad en las marcas que estaban en lugares específicos del iris. Al atenderla clínicamente, conectamos la relación entre su astigmatismo y su historia sexual. Esto solo produjo cambios enormes en su visión física.

George

George era bastante miope en el momento en que descubrió el poder detrás de sus ojos. Como adulto, George tenía recuerdos de su abuela como una mujer "horriblemente fea" (tenía una enfermedad conocida como elefantiasis). Sin embargo, la madre de George era una mujer muy atractiva, y su hermosura creaba una dualidad confusa para el pequeño George. Durante sus primeros seis años, jamás estaba seguro de si aparecería ante sus ojos su hermosa madre o su espantosa abuela. Esta dualidad visual lo sacó del centro e hizo que no viera de manera directa, exacta. George descubrió que probablemente su grave miopía se relacionaba con esta dualidad gravemente distorsionada de su percepción de las mujeres, una realidad tan intensa que afectó la capacidad de George para tener una relación profundamente comprometida con una mujer. Como decía George, se sentía incapaz de encontrar su verdad en la vida y de continuar en línea recta a causa de esta dualidad. George ya había comenzado el recorrido para mejorar su visión cuando hizo estos descubrimientos. Entonces su curación fue a un nivel más profundo, y pudo entender mejor las múltiples causas de su grave problema visual.

A lo largo de los años, mis entrevistas clínicas me impulsaron a creer que los acontecimientos significativos de nuestras vidas están grabados en la memoria para recuperarlos posteriormente si decidimos elevar nuestra conciencia. Esto nos da la oportunidad de tomar nuevas y saludables decisiones cuando estamos preparados. Reflexione sobre cualquier "video" que se proyecte en su mente. Igual que George, muchas personas que han eliminado el recuerdo de ciertos hechos inicialmente son incapaces de acceder a parte de su biblioteca videograbada. Este bloqueo sirve para causar un cortocircuito o para desconectar el poder que tenemos dentro. Permanecemos en un modo de sobrevivencia restringida, haciéndole frente a la vida diaria en lugar de vivirla realmente.

Las historias que los pueblos tradicionales transmiten a sus niños llevan un mensaje importante. Los rituales tribales moldean la conciencia de los niños, creando una forma cultural de ser que les permite tener acceso al poder interior. Los niños occidentales están siendo programados por los videos de rock, la televisión, los centros comerciales y los video juegos. Estas influencias filtran y distorsionan la manera en que ven la vida, creando el potencial de una alteración mayor del yo "genético" y "de la vida". Los desequilibrios que afectan nuestra capacidad interior de ser poderosos nos hacen comportar como animales que están en la actitud de supervivencia de "luchar o huir". Se puede recuperar este equilibrio. Se puede reactivar el poder que hay en usted.

El flujo de nuestra energía

¿Qué mecanismo tiene la capacidad de encender nuestro poder y apagar las viejas video grabaciones que lo han estado agotando? El poder se deriva de la energía. Los combustibles básicos para estimular nuestro bienestar son la luz del sol, alimentos nutritivos, mucho descanso y un ambiente hogareño amoroso. Otras necesidades son nuestras aficiones, las diversiones, la profesión y un propósito en la vida. ¿Cómo busca usted el alimento exterior y el amor?

El poder detrás de sus ojos

Los métodos saludables para mantener un equilibrio armonioso (por ejemplo, que las familias dediquen un tiempo a sentarse y disfrutar de una comida todos juntos) parecen haber sido superados por un estilo de vida materialista, siempre ajetreado. Las posesiones, el prestigio y "verse bien" dominan nuestros días. Culturalmente, este sistema distorsionado de valores se traduce en "Estoy buscando el amor y el alimento fuera de mí mismo". Los estímulos exteriores proporcionan mayor gratificación que nuestro ser interior.

Finalmente, la forma en que conducimos nuestra vida afecta nuestro bienestar y el flujo de la energía interior. Nosotros, como seres humanos, nos estamos convirtiendo en hacedores. En nuestra modalidad de supervivencia, buscando el estímulo exterior, arrebatamos la comida rápida mientras corremos y por la noche vemos las malas noticias en la televisión antes de irnos a dormir. Nuestros circuitos llegan a sobrecargarse, lo que crea angustia, según el investigador de la tensión Hans Selye. Afirma que la *tensión* en nuestra vida está bien, la *angustia* es lo que mata. La investigación de Selye ha demostrado cómo se encogen los órganos vitales de los animales cuando se ven expuestos a demasiada angustia y desequilibrio.

Para mantener la emanación de nuestro poder interior a niveles manejables, debemos crear más equilibrio en nuestras vidas. Las funciones vitales del cuerpo están controladas por el sistema nervioso autónomo, que es como un balancín delicado. Este aspecto del sistema nervioso consiste en muchos nervios que controlan los órganos vitales y las funciones corporales. Se necesita equilibrio entre las ramas simpática y parasimpática del sistema nervioso. Las actividades de este sistema nervioso están orquestadas por el hipotálamo, el maestro director del cuerpo. Tal como un director de orquesta indica cuándo entra y sale cada instrumento y cuán fuerte toca, el hipotálamo dirige las frecuencias de la luz, recibida a través de los ojos, mediante el sistema nervioso autónomo. Esto cumple el propósito de mantener en equilibrio las funciones corporales.

Cuando estamos demasiado estimulados (café, autopistas atiborradas, plazos que cumplir en el trabajo), el sistema nervioso simpático interviene y muestra el camino. Mantenga este estilo de vida durante un tiempo y aparecen señales de advertencia tales como fatiga crónica, dolores de cabeza, resfríos, congestión nasal, indigestión, poca energía e irritabilidad. Estamos entrenados para responder liberándonos simplemente de los síntomas. ¡Tome el antídoto! Fórmulas para el dolor de cabeza, antiácidos estomacales y vitaminas y minerales "arreglarán" el "problema", de manera que podemos continuar, ad nauseam, estando ocupados en lugar de siendo. Para algunos de nosotros, el sistema parasimpático toma el control y nos sentimos demasiado cansados al despertarnos como para salir de la cama. Nos duele la espalda; sentimos acalambrado el pecho. El cuerpo está diciendo claramente: "Necesitas descanso".

Mihaly Csikszentmihalyi, un psicólogo de la Universidad de Chicago, ha dedicado su carrera al estudio de personas que han desarrollado la capacidad de "fluir con la vida", que él define como aprender a trascender el tiempo y literalmente *convertirnos* en lo que estamos haciendo. Podemos lograr esto y aumentar nuestra energía al elegir actividades que realmente disfrutamos. Fisiológicamente hablando, se estimulan los jugos de la creatividad y disminuyen nuestros niveles de angustia. Esta forma de ser y de vivir exige el compromiso de estar completamente despierto.

Tony

Tony llegó a Canadá desde Italia a los dieciocho años, con una maleta en la mano y cincuenta dólares en el bolsillo. Alerta y lleno de ambición, se aplicó a llegar a ser financieramente independiente y a construir un reserva para su familia. Cuando tenía cuarenta años, su personalidad de adicto al trabajo (sistema nervioso simpático dominante) estaba tan acelerada que dedicaba cada vez menos tiempo a su familia y más tiempo a crear "nuevos tratos de negocios". Su reserva financiera de millones de dólares y su deseo de ganar aún más dinero disfrazaban la ausencia de una relación amorosa con su esposa, quien hacía largo tiempo que había abandonado su cama. Como un tren expreso, Tony corría por la vida, ignorando la obvia ruptura del equilibrio de su vida, hasta que su médico le diagnosticó glaucoma en el ojo derecho (el glaucoma es un aumento en la presión y la falta de drenaje del fluido acuoso del ojo). El diagnóstico implicaba un aumento interno de la presión en el cuerpo y una pérdida de lo que Csikszentmihalyi llama "flujo".

Podríamos limitar esta metáfora al ojo. Sin embargo, prefiero considerar el mensaje del glaucoma como una implicación de la vida. Mediante la presión de triunfar en el mundo financiero, con la consiguiente alteración del flujo fisiológico de energía de su cuerpo, Tony se había creado un estilo de vida desequilibrado. Al principio, el mensaje no era lo bastante claro y fuerte, así que Tony usaba gotas para los ojos mientras seguía con su vida ajetreada. Con el tiempo, los médicos se preocuparon, declarando que su ojo derecho se estaba quedando ciego. Finalmente, el mensaje del cuerpo quedó claro para Tony y decidió introducir más equilibrio en su vida. El hecho de que su ojo derecho estuviera más afectado que el izquierdo le hizo darse cuenta de que su actitud adictiva al trabajo necesitaba cambiar. Tony necesitaba prestar más atención a su lado Sally, su ojo izquierdo, y atender la parte de sí mismo que necesitaba amor y nutrición. Comenzó por reconocer que su matrimonio no funcionaba. A medida que inició cambios en su vida que reflejaban sus verdaderos sentimientos y deseos, pudo reducir la medicación para el glaucoma y tomar el control de su propio flujo y poder. Mientras continuaba ganando dinero, también desarrolló una relación nueva y amorosa con sus hijos y con una nueva amiga, equilibrándolas con sus aspiraciones constantes.

Comience el viaje de descubrimiento de su equilibrio y recargue su propio poder. Considere los siguientes pasos para alcanzar la conciencia y hacer su vida completa. Quizá desee mantener un diario de su visión mientras integra este aprendizaje. Use las páginas del libro para registrar sus concienciaciones y sentimientos.

1. Vuelva a evaluar las metas y prioridades de su vida.
2. Adopte patrones de alimentación más saludables.
3. Cree una vida hogareña armoniosa y fluida.
4. Identifique lo que haya de incompleto.
5. Si existen síntomas corporales, identifique el significado de esa comunicación. Inicie un curso de acción auto curativo.
6. Cuide amorosamente su cuerpo físico.
7. Pregúntese si realmente es feliz en su profesión o trabajo elegido. Si su carrera es su primera y única elección, ¿continuaría, aunque no ganara dinero?
8. Si está casado o tiene una relación fundamental, decida si está satisfecho y energizado por la relación por lo menos en un 80 por ciento. ¿Descubre su mente vagando hacia otras parejas potenciales? ¿Su relación le proporciona una salida a su despliegue espiritual? ¿Puede afirmar honestamente que su relación le proporciona una situación nutriente?
9. Piense si le dedica tiempo a actividades recreativas que son diferentes del tipo de trabajo que hace para ganar dinero. Por ejemplo, un programador de computadora puede pintar por afición, mientras que un paisajista o jardinero puede jugar con las computadoras. Un consejero o terapeuta podría disfrutar de paseos por senderos montañosos o del surf. Estos opuestos activan el equilibrio del sistema nervioso y armonizan los hemisferios cerebrales. Generalmente, usted se sentirá renovado después de tomar parte en estas actividades complementarias.
10. Trate de vivir en un ambiente que apoye el propósito de su vida. Tantos de nosotros elegimos un lugar para vivir por su conveniencia respecto a

oportunidades de trabajo y de negocios, en lugar de elegir un lugar que nutra a nuestra alma. ¿Lo molesta la contaminación, el ruido, la interferencia magnética? ¿Quiere más espacio?

Nutrición más sana

¿Por lo menos prepara completamente una comida al día? ¿Ha considerado que las verduras y las frutas que come pueden tener residuos químicos? Considere la posibilidad de comenzar a comprar verduras, frutas, cereales y legumbres orgánicos, sin adulterar, aunque signifique gastar más dinero. ¿Considera que su cuerpo es lo bastante importante como para darle alimentos poderosos y saludables?

Comience por comer una ensalada recién hecha y una variedad de verduras frescas cada día. Disminuya su ingesta de alimentos refinados y procesados, tales como galletitas, frituras y comidas rápidas, y aumente su consumo de carbohidratos complejos, tales como arroz, cebada, mijo y trigo integral.

La manera más fácil de restablecer el equilibrio del sistema nervioso es cambiar los hábitos alimenticios... volviendo a lo básico que es ingerir frutas y verduras frescas, cereales y legumbres con condimentos variados, complementados por proteínas animales (si lo desea). A diferencia de la dieta, comer por tener equilibrio y energía es un ritual rejuvenecedor, en el que la cocina es vista como un estudio creativo. La preparación de alimentos se enfoca con amor, concentración y propósito. Elija alimentos que nutrirán y aumentarán su energía interior. Su objetivo debe estar en el sustento y en el equilibrio nutricional más que en comer para gratificarse. Por lo menos para una comida diaria, prepare una crema para untar (a partir de cero) utilizando alimentos frescos sin aditivos ni conservadores. Después, encienda una vela y cene. Disfrute solo o con amigos esta forma deliciosa de auto nutrición.

Vida hogareña armoniosa

Contemple su niñez y sus recuerdos del hogar. Durante esta reflexión, ¿siente armonía? ¿Tiene sentimientos emocionales negativos respecto a su vida hogareña de niño? Si pudiera repetir este periodo de su vida, ¿lo diseñaría de manera diferente? Ahora, considere su hogar actual y las personas con quienes vive. ¿Ve alguna repetición o similaridad con su primera vida hogareña? Busque acuciosamente patrones adictivos o disfuncionales y de dónde es dependiente. Si su pareja u otros miembros de la casa no regresaran un día, ¿se sentiría desamparado? La observación importante es identificar dónde podría estar malgastando su poder.

¿Qué factores precisa considerar para crear más armonía y fluidez en su situación actual? ¿Cuándo fue la última vez que emprendió una limpieza completa de sus posesiones? Si no ha usado un artículo durante el último año, considere la posibilidad de librarse de él. Recíclelo, déselo a un amigo o véndalo. Esto incluye la ropa, aparatos domésticos y todos los efectos personales que llevan una energía vieja y que pueden estar afectando inconscientemente su poder. Esta vieja energía inconscientemente mantiene a su mente perceptiva enfocada en el pasado. El efecto es similar al de los anteojos de mucha graduación, que lo fuerzan a ver la vida ahora tal como era cuando se los prescribieron. En realidad, ésta es su forma pasada de ver las cosas. Mantenerse en sus percepciones pasadas corrompe sus percepciones actuales de la vida. Recuperar el poder detrás de sus ojos es ver la forma en que las cosas son ahora con percepciones nuevas que no están afectadas por el pasado. Regalos, ropa, fotografías o pertenencias de relaciones anteriores pueden mantenerlo empantanado en el pasado. Cuando inconscientemente se aferra al pasado, disminuye su capacidad de abarcar el presente. Su conciencia está bombardeada por el pasado, y quizá tenga dificultad para ser claro y poderoso. Los apegos de cualquier clase, como cosas materiales y a pensamientos, le impiden tener un acceso pleno a su vasta reserva de poder creativo. Descubra si tiene cualquier apego del que le gustaría librarse. Su alma, su luz, permanece velada bajo el dominio de la parte de usted que busca la seguridad del pasado.

Identificar lo incompleto

La próxima vez que su mente esté ocupada con muchas ideas o con pequeñas preocupaciones repetitivas, examine cómo se siente. Cuando hace participar a la parte pensante de su mente, probablemente *verá* menos de lo que está sucediendo en el mundo exterior a sus ojos. Las cosas inconclusas interfieren con su capacidad natural de mirar su vida diaria con amor claro y sincero. Situaciones tales como comunicaciones olvidadas con amigos o seres queridos, acuerdos rotos, proyectos inconclusos y sueños reprimidos pueden afectar su visión. Identifique y anote cualquier cosa que haya quedado inconclusa con los miembros de la familia, con las personas con quienes trabaja y con relaciones o trabajos pasados. ¿Qué le gustaría decirles para completar estos ciclos de su vida? Probablemente no necesitará tomar ninguna acción con la comunicación, ya sea visualizada o escrita, más que completar el ejercicio por sí mismo. Esto pone en juego el suficiente espacio interior como para que una vez más usted active su poder de visión clara. Para situaciones específicas e intensas que desee eliminar, considere la posibilidad de quemar cualquier material que haya escrito, como un ritual o forma de liberación.

La puerta del cerebro

Preste atención a su cuerpo

Su cuerpo se está comunicando constantemente con usted. Cada dolorcito, liberación de mucosidad mediante un estornudo o tos, dolor de cabeza, visión borrosa y muchos otros síntomas son la forma que tiene su cuerpo de llamarle la atención. Liste los síntomas que ha tenido durante los últimos seis meses, incluyendo cosas tales como caídas u otros accidentes, lastimaduras, dolores de cabeza, náuseas, malestar estomacal, crudas, etcétera.

Una forma interesante de hacer este ejercicio es llevar un diario durante un mes y escribir todo lo que sucede. Cuando lea lo que ha escrito se quedará sorprendido por las correlaciones entre sus procesos internos y la forma en que su vida manifiesta el aprendizaje exacto necesario para que usted despierte. Es como si los síntomas de sus ojos y de su cuerpo fueran el despertador para ver realmente la verdad tal como se presenta ahora, no basada en percepciones pasadas, inexactas.

Una de las formas de generar poder detrás de sus ojos es nutrir amorosamente su cuerpo y sus ojos. Haga una lista de las formas en que le gustaría nutrirse. Algunas de las formas favoritas de mis pacientes es recibir un masaje en todo el cuerpo o en los pies, remojarse en un baño caliente con sales minerales, tomar una sauna, ir a caminar en contacto con la naturaleza, preparar una comida deliciosa, escuchar música clásica, hacerse un tratamiento facial, una manicura o un corte de cabello, o pasar tiempo en el jardín. Estas actividades ligeras no están relacionadas con el trabajo y ofrecen acondicionamiento físico o relajación. Comience ahora su auto nutrición.

Respiración integral

Otra clave para cuidar su cuerpo incluye el acceso al sistema nervioso por medio de técnicas de relajación corporal y mental, tales como la respiración regular. De todas las cosas prácticas que puede realizar como parte de la Terapia Visual Integral, la respiración es la más fundamental. La respiración es tan básica en el programa de terapia visual como los cimientos de concreto en una casa. Una forma maravillosa de conectarse con su sistema nervioso autónomo y de estimular y producir el equilibrio fisiológico es comenzar una práctica diaria de respiración integral y apoyar las palmas de las manos contra sus ojos.

Cubra con las palmas sus ojos cerrados mientras está sentado frente a una ventana abierta, respirando lenta y profundamente y dejando entrar el espectro total de la luz. Mientras siente el calor de sus palmas que penetra sus ojos, siéntase cada vez más relajado. Deje que toda la ansiedad y tensión se aleje flotando de sus ojos y músculos oculares. Continúe durante cinco a veinte respiraciones, o aún más. Después quite lentamente sus palmas, abriendo los ojos y dejando entrar todo el espectro de la luz.

El poder detrás de sus ojos

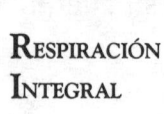

RESPIRACIÓN INTEGRAL

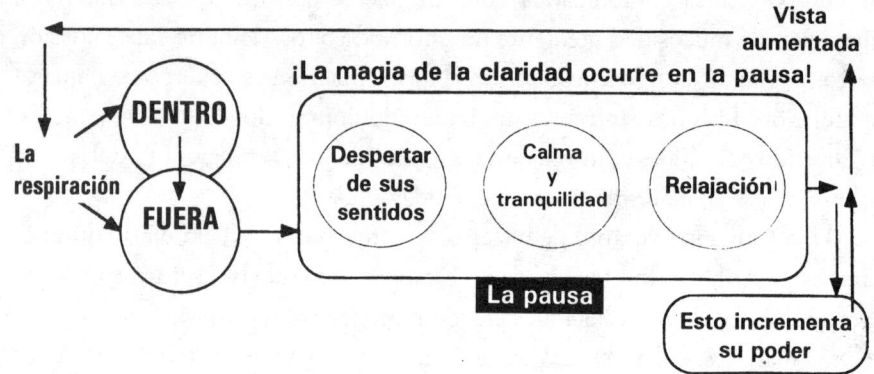

La respiración integral es fundamental para muchos de los ejercicios recomendados en este libro. Comience por apartar cinco minutos sin interrupciones. Encuentre un lugar cómodo para estar sentado o de pie. Ahora, cierre los ojos de manera de poder concentrarse en su respiración sin distracción. Sienta el aire oxigenado que entra a sus pulmones a través de las ventanillas de la nariz. Explore la capacidad de expansión de la respiración. Practique la prolongación de la inhalación durante periodos cada vez más largos. Note la suspensión al final de la exhalación, y después inhale nuevamente. Durante este momento de observación, preste atención a la cavidad de su pecho, particularmente alrededor de su corazón. Concentre toda su conciencia en el corazón y viaje deliberadamente hacia el centro del mismo.

Ahora repetirá el mismo proceso con los ojos abiertos. En esta circunstancia, use como punto de fijación visual una flor, una vela, un objeto familiar o una fotografía especial. La nueva práctica supone que sea capaz de mantener la sensación de mirar desde el corazón mientras está en presencia de una distracción visual. Quizá note que cuando sus ojos están abiertos hay una tendencia a disminuir el grado de conciencia. Durante tres respiraciones, emita sonidos desde la garganta como "AAAH".

Haga diariamente este ejercicio: mantenga los ojos cerrados mientras respira de manera integral, escuchando los sonidos de la vida que hay a su alrededor y dentro de su propio cuerpo. Después abra los ojos y, mientras mira un objeto con los ojos fijos, continúe la práctica de la respiración integral. Pronto descubrirá que puede mirar cualquier cosa, inclusive una "cosa" cargada emocionalmente como es una persona, y sentir un amor que está libre de juicios, de crítica o de la necesidad de retroceder o atacar. ¡Ésta es una forma encantadora de equilibrar personalmente su sistema nervioso! Este ejercicio proporciona un estímulo saludable a su cuerpo y fomenta su capacidad de relajación.

La puerta del cerebro

Las influencias sobre el sistema nervioso nos afectan física, emocional y mentalmente. Hay una evidencia científica creciente que sugiere que, más allá y dentro del cuerpo físico concreto, existen "campos" de energía fluyente que se conectan con nuestro yo emocional, mental y espiritual como un refinado sistema de telecomunicaciones. Nuestros ojos, oídos y sentidos cinestésicos son los dispositivos receptores de estos campos de energía. Cuando estamos sanos y equilibrados, estos sistemas sensibles funcionan a los niveles máximos: nuestra visión es aguda y oímos y sentimos más allá de nuestras capacidades "normales". Literalmente podemos sentir las vibraciones de las personas y otros seres vivientes que nos rodean.

Todos hemos experimentado estados excepcionales momentáneos en los que está presente una capacidad mayor para ver, oír o sentir: sabemos que el teléfono va a sonar; vemos un hecho en un sueño antes de que ocurra en la realidad; nuestros sentimientos molestos hacia una persona después resultan ciertos. Imagine que cultiva estos aspectos hasta el punto en el que pueda conectarlos a voluntad. Nuestras decisiones conscientes imponen esta capacidad en nuestra vida cotidiana. La forma en que usamos y abusamos de nuestros sentidos determina la cantidad de poder de reserva que está disponible, proveniente de nuestro cerebro y nuestra mente.

Para la mayoría de mis pacientes, la idea de que pueden controlar su sistema nervioso y cerebro es un concepto totalmente nuevo. Más que estar conscientes de que podemos elegir, permitimos que nuestras vidas cotidianas se vuelvan robóticas. Nos levantamos en la mañana, vamos a trabajar, regresamos a casa, tomamos la cena y caemos en la cama, repitiendo este ciclo habitual ad infinitum, con la posible excepción de unas vacaciones de unas semanas cada año, momento en el que intentamos relajarnos. Al aprender a variar nuestras actividades y a evitar estados del ser negativos, limitados, podemos recuperar el poder natural que está detrás de nuestros ojos (me refiero más ampliamente a esto en el capítulo 8, "La renovación de su visión").

Mary y John

Mary y John estuvieron casados durante quince años. Ella cocinaba, dormía del lado izquierdo de la cama y ponía sus artículos de tocador en un lugar específico del baño. John se sentaba siempre en la misma silla ante la mesa del comedor, siempre manejaba el auto familiar cuando viajaban y lavaba los platos después de cada comida. Ésta era su rutina aburrida y rígida.

Después de consultarme, introdujeron alguna variación en su vida cotidiana. Sólo el hacer pequeños cambios en la rutina diaria causó cambios en la percepción de ambos, similares a los de irse de vacaciones y ver con nuevos ojos

El poder detrás de sus ojos

al volver a casa o dejar a un ser querido durante dos semanas y experimentar nuevos y renovados sentimientos por él o ella al regresar. Hacer tales cambios requiere que el cerebro use diferentes conexiones neurales, estimulando un entrelazamiento más profundo de aspectos del yo tales como creatividad, intuición e intelecto, lo que da por resultado más poder para ver, sentir y oír.

A Mary le habían diagnosticado miopía. Su placer favorito era la lectura: podía devorar un libro en una noche. Después de regresar de su empleo de contadora, que significaba pasar seis horas al día ante una pantalla de computadora, Mary se sentaba y leía durante otras cuatro horas. Leía principalmente durante la noche, bajo fuentes de luz incandescente o de halógeno (Nota: la temperatura y color de estas fuentes luminosas, en la mayoría de los casos, conducen a una sobre estimulación del sistema nervioso simpático, lo que prepara para luchar o huir, no para relajarse y dormir). Cuando Mary quería irse a dormir, sus estados emocional y mental todavía estaban hiperactivos. Cuando finalmente sucumbía al sueño, era por agotamiento físico, no por una decisión activa.

Mary tendía a ser la persona intelectual cuyo estado habitual era el cuestionamiento de las cosas y el análisis compulsivo de la vida. Una de las primeras actividades que le sugerí fue crear periodos de quietud: sentarse silenciosamente en un sillón con una vela encendida, tomar un largo baño caliente o escuchar música. Por medio de estas técnicas de relajación, el cerebro de Mary comenzó a recibir nuevas señales de comunicación. Decía: "Durante este periodo de tiempo, está bien dejarse ir, está bien no pensar, no analizar y no ser lógica". Mary comenzó a descubrir las otras formas de *ser*. En un periodo de tres meses, resurgió su creatividad en fotografía y entró a una fase activa de imprimir fotografías que había intentado imprimir años antes. De hecho, eran tan buenas que sus colegas comenzaron a comprarlas.

A John le encantaba la televisión. Activo gerente de un depósito de alfombras, John se relajaba en la noche pasando de un canal a otro y viendo fútbol, béisbol o películas. Al final de la noche veía las noticias. John y Mary comentaban los acontecimientos mundiales antes de acostarse, programando de esta manera su cerebro, antes de dormirse, con las noticias negativas, sensacionalistas en su mayoría. La primera indicación que le di a John fue no ver televisión, leer ni *hacer* nada por lo menos durante una hora antes de dormirse. Varió las actividades finales de su día preparando alimentos nutritivos para el día siguiente, relajándose en la tina, escribiendo su diario (un placer recién descubierto) o diseñando la casa de sus sueños ¡un proyecto que jamás había podido iniciar antes!

La puerta del cerebro

Ahora, Mary y John se reúnen al menos treinta minutos antes de acostarse, sentándose tranquilamente a comentar el día, hablando desde el corazón. Hablar para aclarar las frustraciones o cosas inacabadas del día antes de irse a dormir les dio la capacidad de dormir más profundamente, de soñar y, mediante la integración del cerebro, comenzar el viaje para desarrollar su sentido individual de totalidad. Esto, a su vez, se tradujo en una vista más clara, una mayor capacidad auditiva y una vida llena de compasión, sentimiento y amor.

Comience observando cómo se relacionan sus ciclos biológicos con los ciclos de la naturaleza. La noche es el momento obvio para descansar el cuerpo y la mente. La próxima vez que se sienta tentado a encender las luces y estimular más su sistema nervioso, en cambio, haga la prueba con la quietud. Tómese un descanso breve, con los ojos cerrados, con una música barroca suave, como la de Vivaldi. Pase veinte minutos en esa quietud. Después invierta quince minutos en el estado creativo del puro ser: escriba, dibuje, cocine o cante y mueva el cuerpo. En esta forma, su función cerebral aumenta y se encienden otras partes de su poder. Las mañanas son para el despertar de los sentidos. Mientras nace el sol y cantan los pájaros, active la vitalidad que está dentro de usted estirando y moviendo el cuerpo, bañándose y preparando alimentos saludables. La lectura de material positivo en la mañana puede ser una gran contribución al enriquecimiento de su día.

Visión y percepción

Nuestro sentido fundamental es la visión. La manera más obvia en que verificamos nuestras percepciones es a través de los ojos. Michael Long, en un artículo de *National Geographic*, resume de manera exquisita la mecánica de la visión:

> *La vista comienza cuando inclusive un solo fotón de una estrella distante entra a su ojo y se sumerge en uno de miles de discos celulares, parecidos a balsas, que están apilados en un bastón foto receptor de la retina. A este nivel diminuto, las moléculas parecen tan grandes como piedras. El fotón se lanza a través de un remolino de proteína que hay en el disco, hasta que choca con una tira retorcida de un compuesto químicamente semejante a la vitamina A. En una contracción de un cuatrimillonésimo de segundo, la tira se endereza, de modo muy parecido a como usted endereza la pierna, precipitando una cascada bioquímica a través del foto receptor. La huella diminuta del fotón se amplifica miles de veces para alterar por meros milivoltios el signo eléctrico del foto receptor. De esta manera, la energía luminosa se transforma en energía*

El poder detrás de sus ojos

eléctrica, la divisa del intercambio neural. La señal entra ahora a la red celular de la retina para retransmitirse a los muchos centros superiores de procesamiento del cerebro.

Los científicos dicen que un tercio del cerebro está diseñado para acomodar e integrar las señales provenientes de los ojos para sintetizarlas y generar la visión. Pero lo que finalmente *vemos* se construye en la mente. En la práctica, el 90 por ciento de la visión comienza en la videoteca de la mente, donde están almacenados nuestros pensamientos, sentimientos y acciones. Cómo vemos y lo que vemos comienza con nuestra autoimagen, esas antiguas percepciones almacenadas en la imaginaria videoteca del cerebro. Allí es donde emergen las influencias genéticas y comienzan a tener influencia en nuestras experiencias perceptivas de la vida. Durante los seis primeros años de la vida, comenzamos a construir un modelo de quiénes somos, mezclando el cuerpo genético con nuestras experiencias vitales. A medida que maduramos, podemos descubrir que estamos alojados en un cuerpo compuesto de nuestras influencias genéticas, pero nosotros no somos ellas. Estamos afectados por nuestras experiencias vitales, almacenándolas como parte de nuestro "yo vital", pero también somos más amplios que ellas. La integración de estos dos "yo" sirve como modelo para nuestro "yo real", es decir, cómo pensamos y sentimos acerca de nosotros mismos. La primera sensación de nuestro yo real contiene fuertes influencias de patrones basados en el temor y "reglas para la vida" de las que nuestros padres son modelo. Ellos también dan el modelo de sus inconclusiones genéticas y vitales, lo que nos recuerda que hay aspectos de nuestro yo genético a los que necesitamos prestar atención. Finalmente, el yo real está gobernado por nuestra esencia, nuestra alma. Creo que el poder que está detrás de sus ojos es el poder que lo ayuda a hacer este descubrimiento, y después lo ayuda a integrar su alma en la bondad esencial de su genética y de su experiencia vital. Desde este punto de observación usted se da cuenta de que es mucho más de lo que piensa; usted puede decir: "Yo soy este cuerpo y mi experiencia vital, pero mi esencia es mucho mayor que esta expresión física". Ésta es la capacidad de mirar con el poder que viene de adentro. Desde este punto de vista intencional, usted tiene el poder de permitirle emerger a su yo real y tener todos los aspectos de la vida que desee.

La mayoría de nosotros ve y experimenta la vida desde dos puntos de observación. "Pensamos" que la vida es de una manera e intuitivamente "sentimos" que es de otra. Nuestras percepciones concretas son activadas por la interacción de las partes de nuestro sistema visual: los ojos y los senderos conectores que van y vienen del cerebro. Idealmente, este sistema le permitiría percibir la vida como un estado del ser integrado, unificado, pero este estado generalmente es muy raro en nuestras vidas ajetreadas. Necesitaríamos ir a una isla desierta o vivir en una caverna durante unas semanas antes de que experimentáramos algo similar a un estado en que actúa el cerebro como un todo, un estado con foco multidimensional: un estado en el que somos capaces simultáneamente de tener acceso al intelecto y a la intuición. Ésta es una manera particular de hacer mientras somos, mirando desde la fovea mientras vemos mucho de lo que nos rodea.

La investigación científica de la verdad hace uso de un enfoque exageradamente simplificado que refuerza la forma unilateral de mirar las cosas analítica y lógicamente. Nuestro sistema educativo favorece una exploración igualmente implacable del conocimiento por medio de la comprensión racional, y no es sorprendente que los hallazgos clínicos revelen que el 90 por ciento de los estudiantes graduados son miopes. ¿El estudio académico y la exagerada complacencia en el conocimiento promueven una manera miope de pensar? Mi estudio clínico muestra que los estudiantes pueden perder algo de su miopía durante las vacaciones, aunque aquélla vuelve cuando siguen estudiando.

La transformación de su relación consigo mismo requiere que asuma otra mirada a quién piensa que es (sus elecciones vitales, carreras, socios, amantes, estilos de vida, etc.). Sus percepciones ¿son congruentes con lo que desea su corazón? ¿Está recorriendo el camino de su elección o un camino elegido hace mucho tiempo mediante su influencia genética?

Joanie

Joanie era una actriz exitosa, dinámica y atractiva que a los treinta y un años estaba iniciando una relación amorosa y estable. Su presencia era poderosa y exudaba una actitud de "no se metan conmigo". Era afectuosa y resuelta, y decía lo que pensaba con un tinte de enojo. Inicialmente Joanie me consultó porque la visión de su ojo derecho era "perezosa" y bastante miope, con astigmatismo, mientras que la percepción de su ojo izquierdo era clara y sumamente funcional. Cuando Joanie miraba con los dos ojos, realmente veía sólo a través del izquierdo. La vista de Joanie, literalmente, estaba funcionando a media potencia, y ella sobrecompensaba las percepciones de su ojo derecho. La impresión producida por el ojo estaba diciendo: "No estoy segura de mi capacidad de ser clara y de estar enfocada a través del lado paterno de mi yo genético, así que exageraré esas cualidades para hacerme notar la situación".

Su conducta segura, que exigía que la escucharan, y su claridad al hablar eran ambas exageradas, en algunos casos para su ventaja personal. Su carrera de locutora en la radio y televisión comercial era sumamente exitosa.

El poder detrás de sus ojos

En otras áreas, Joanie se sentía incompleta. Se sentía creativamente insatisfecha y se ponía muy a la defensiva en compañía de hombres. La percepción limitada del ojo derecho de Joanie estaba afectando su orientación en la vida. Esto quedó confirmado genéticamente cuando miramos el iris del ojo derecho. Existía un patrón de fuerte cólera y de choque de voluntades (véase la interpretación Rayid del iris, en el capítulo 1). En la situación de Joanie, la condición "perezosa" del ojo derecho, sus elecciones vitales y la impresión del código genético en su iris derecho confirmaban que las percepciones internas, almacenadas en su biblioteca videograbada, estaban afectando el estado de su ser en la vida.

Diana

Mediante alimentos inadecuados y una conversación interna contraproducente, Diana había limitado su avance hacia su conversión en una mujer integrada, equilibrada. Su sobrepeso y las percepciones estrechas de la vida la mantenían muy temerosa. Era bizca. La condición de sus ojos reflejaba el estado de su ser interior.

Usando la Terapia Visual Integral, Diana comenzó a reorganizar su vida para volverse más equilibrada. Una de las actividades para restablecer este equilibrio fue cubrir la pantalla de su televisor con este mensaje escrito: "Valoro mi tiempo lo bastante como para emplear otras actividades para evolucionar como ser humano".

Capítulo 3

El enfoque de nuestra mente

Sólo la conciencia de los sentimientos puede abrir el corazón.
—Gary Zukav

Alma y personalidad

¿Qué es la mente? ¿Dónde se localiza? ¿Cómo es que la mente dirige precisamente la visión? La comprensión del funcionamiento del cerebro a nivel microscópico, celular, ¿puede ayudarnos a saber cómo tiene lugar finalmente la visión? Quizá la psicología de la percepción puede explicar cómo la luz de un glorioso atardecer que golpea la retina se transforma en una experiencia visual dinámica para el observador. ¿Cómo afectan nuestros pensamientos, sentimientos y creencias la estructura de nuestros ojos? ¿Es posible que en cada momento de la vida estemos enviando sutiles señales de programación a los ojos, señales que afectan la forma en que se ve la vida?

Muchas personas piensan que la mente está localizada en el cerebro. Sin embargo, esto convierte el concepto de mente en algo puramente físico. La mente es más que tejido o estructura cerebral. Véala como una representación total de las partes de todo su ser. Esta apreciación lo ayudará a ampliar el potencial para fomentar el bienestar de las estructuras y visión de sus ojos.

Su mente holística incluye su cuerpo físico. En su cuerpo vive su personalidad, un potente aspecto de "usted" que está profundamente influido por su genealogía y el condicionamiento paterno. Usted puede considerarse meramente como su personalidad, la persona que tiene cierto trabajo, usa ciertas ropas, conduce un auto en particular o se comporta de una manera específica. Pero en alguna otra parte, quizá dentro o alrededor de su cuerpo, está el alma inmortal. Y cuando domina la personalidad y falta la integración de una conexión más profunda y espiritual con su alma, el ego desequilibrado toma el control para protegerlo a usted.

Su alma es la esencia de su ser, y hay evidencia convincente, proveniente

El poder detrás de sus ojos

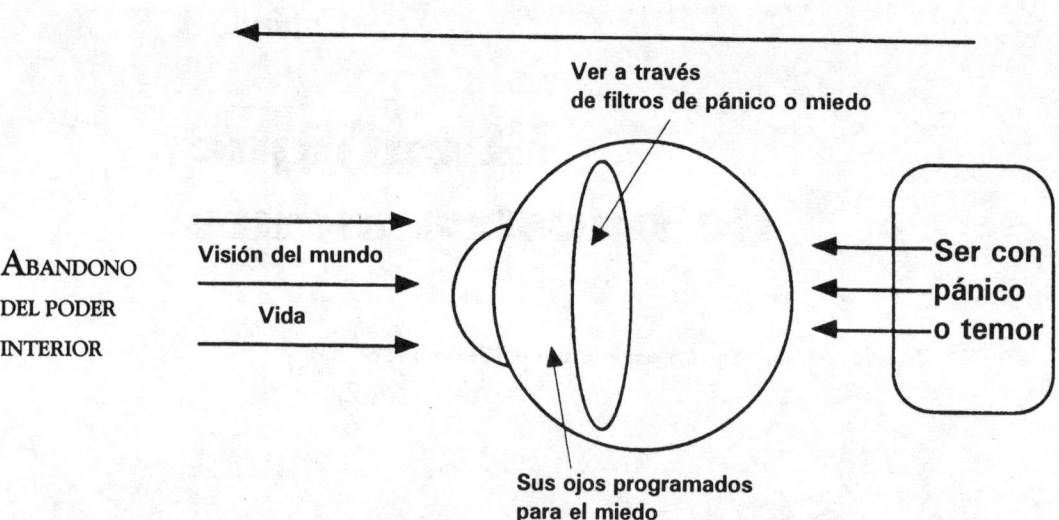

de experiencias cercanas a la muerte y de antiguas enseñanzas budistas, que apoya el concepto de que el alma sigue viviendo aun después de que el cuerpo físico deja de funcionar. La conexión con su alma sirve de vía para que se vincule con amor y compasión con todas las demás almas, ya estén visibles en un cuerpo físico o invisibles. Gary Zukav dice: "Cuando usted elige la energía de su Alma (elige crear con intenciones originadas en el amor, el perdón, la humildad y la claridad), usted obtiene poder. Cuando elige aprender mediante la sabiduría, usted obtiene poder". ¿Qué conductas nota en usted mismo que implican una ruptura entre su alma y su personalidad? Cuando desafía su alma dándole preferencia a la parte de la mente conocida como personalidad, usted *ve* a través de ojos de temor. Su visión está prejuiciada con creencias y juicios. Percibe la vida como si estuviera fuera de su control inmediato. Todo poder parece estar fuera de su alcance. Esta forma de mirar pone en movimiento una sensación perceptiva de sí mismo como víctima. Sus ojos responden como si ésta fuera la manera auténtica de conducirse, y el aporte sanguíneo y nervioso responden en consecuencia. La etapa siguiente es que su ojo y su función visual comienzan a deteriorarse, desembocando en una vista imperfecta. A esto lo llamo la pérdida de la condición de la visión.

Las observaciones clínicas apoyan la teoría de que los problemas oculares se presentan como resultado de que las personas piensen que el alma es menos importante que las realizaciones terrenas. Los errores de refracción y las enfermedades oculares son ejemplos externos de una personalidad dominante basada en la supervivencia.

El enfoque de nuestra mente

Cada anomalía del ojo parece tener su personalidad visual exclusiva. Los individuos miopes tienen una manera de mirar dirigida hacia el interior; tienen más dificultad para ver el conjunto de manera futurista. Sus percepciones están más enfocadas en el presente inmediato, y se enfocan en el presente extremadamente bien. A menudo he pensado que sólo contrataría a un abogado o contador miope. Quiero que estos individuos manejen la parte detallada de mi vida con precisión y claridad. Por otra parte, la hipermetropía o prebiscia es un estilo de visión enfocado hacia el exterior, un tipo de visión de largo alcance. Los hipermétropes adoran ser filosóficos, predictivos y especuladores acerca de las tendencias y cambios futuros. Mi persona dedicada al mercadeo debe ser hipermétrope.

Mientras aumenta su condición visual a nivel físico, es imperativo que comience a reconciliar su personalidad y su alma. Las enfermedades oculares indican un exagerado dominio de la personalidad, en el que los aspectos del alma de la persona han sido negados o la influencia de la personalidad ha sido demasiado fuerte.

Se pueden rastrear la condición de su personalidad y las percepciones resultantes hasta las vidas de sus padres o abuelos. Cuando queda sin resolver la ceguera de percepción de una generación, parece que se hereda y se amplifica en los hijos y los nietos. Un ejemplo sería un temor inherente a perder el amor. Si los futuros padres viven en este amor antes del nacimiento de su hijo, este estado emocional se transmitirá en el momento de la concepción. Si los futuros padres siguen viviendo en el temor, entonces el ser que está evolucionando, tanto en el útero como durante la infancia, tiene la experiencia vital del mismo temor. El temor puede heredarse directamente en los genes o indirectamente por medio del modelo del padre o de la madre.

Si usted ignora la verdad de lo que revelan sus ojos, su descendencia puede tener que resolver un problema aún más serio. Por esta única razón, es sensato mirar su ojos como si ellos revelaran un rompecabezas maravilloso para que usted lo resuelva. Tenga hijos o no, cuando usted niega la percepción de su alma, sus propios ojos revelarán en términos muy físicos esta negativa a ver.

La hipótesis de que la nueva generación amplifica las inconclusiones, negaciones y hábitos de vida inconscientes de sus padres y abuelos puede ayudar a explicar el aumento galopante de malestares y enfermedades oculares en la mayoría de las culturas de todo el mundo.

Un ejemplo de la forma en que permitimos que la influencia de la personalidad niegue el alma, lo que podría conducir a la destrucción del tejido ocular, puede encontrarse en la forma en que interpretamos lo que vemos que está sucediendo en nuestro planeta. Considere la reducción de la capa de ozono y la consiguiente amenaza de daño cutáneo y ocular a causa del sol. Una reacción a este problema muy real, basada en el temor, podría significar que su salud o sus ojos sufrirán directamente a causa de los rayos ultravioletas.

La medicina alópata occidental aconseja que necesitamos ocultar los ojos y usar sombrero en todas las circunstancias. Recientemente, un oftalmólogo australiano sugirió que todos los escolares deberían usar anteojos para el sol como protección ante el maligno sol del hemisferio austral. Esta actitud paranoica es una reacción basada en el temor que se origina en la personalidad; es una negación del alma, que hace caso omiso de la capacidad natural del cuerpo para usar la luz como revitalizador de los tejidos. Esto coincide con el hecho de que ahora se diagnostica miopía en niños de cinco y seis años, mientras que hace veinte años era raro encontrar miopía antes de los doce o catorce años.

La salud es algo que tenemos, no algo que conseguimos. La luz solar estimula naturalmente el bienestar y contrarresta los efectos de las influencias ambientales perjudiciales sobre el sistema endocrino. La investigación sobre el Desorden Afectivo Estacional (DAE) prueba los beneficios del uso de la luz solar o de la luz de espectro completo en el tratamiento de la depresión: la exposición a la luz solar es necesaria para una visión robusta y el bienestar mental y físico. La privación de la luz de espectro total tiene probablemente más efectos dañinos en la salud que la exposición a cantidades excesivas de luz ultravioleta. La ausencia de luz de espectro total fomenta en los niños los problemas dentales y el comportamiento hiperactivo. Una manera satisfactoria para el alma de mirar el problema de la decreciente capa de ozono es reconocer los cambios en la atmósfera de la tierra y seguir cosechando los beneficios de los rayos del sol. Haga la prueba de exponerse más brevemente a la luz solar temprano en la mañana y al final de la tarde. En su libro *La luz: Medicina del futuro*, Jacob Liberman informa que mediante el dominio de la luz solar o natural, usted puede restablecer el equilibrio del sistema nervioso autónomo, que a su vez armoniza el control de los músculos del iris del ojo. Este equilibrio resulta en un foco más exacto de su mente y de su visión y asegurará que su alma y personalidad actúen en tándem... en una relación equilibrada.

Arthur Las enfermedades oculares son un medio para observar en acción a la mente desenfocada. A Arthur, un hombre culto con un doctorado en filosofía, se le había diagnosticado previamente una rara alteración en su ojo derecho. Repentinamente, la visión de ese ojo se volvió borrosa. Había visitado a muchos

El enfoque de nuestra mente

prominentes oftalmólogos, pero ninguno pudo darle un diagnóstico definitivo. Algunos doctores especulaban que la pérdida de visión se debía a una alteración en el nervio óptico, pero no se habían sugerido terapias específicas. Esto afectaba su visión del color.

Arthur había oído hablar del enfoque integral de la terapia de la visión, pero jamás se había sentido motivado a seguir un tratamiento. Cuando empezó a volverse débil la visión que le quedaba en el ojo derecho, me telefoneó. Para ponerlo en acción se necesitó que se estuviera quedando ciego del ojo derecho.

Durante nuestra primera consulta pasé casi una hora con Arthur, integrando las variables de su vida que podían haber contribuido a la disminución de su visión. Como era su ojo derecho el que estaba afectado, le pedí que enfocara su mente para descubrir cómo su relación con su padre influyó en sus elecciones como hombre. Arthur era muy perceptivo, abierto e intuitivo. El uso predominante de su ojo izquierdo durante tantos años lo había entrenado para sintonizarse con las percepciones de su alma. En la práctica, Arthur había abandonado su camino profesional, enfocado únicamente en la enseñanza de la economía, para comenzar una empresa paisajista y dirigir seminarios de crecimiento personal. Éste es un claro ejemplo de cómo una conciencia perceptiva particular puede conducir a cambios en el estilo de vida.

Sin embargo, Arthur no estaba satisfecho. Su alma y su personalidad todavía trataban de comunicar un mensaje importante. Arthur necesitaba enfocar un poco más la atención de su mente. Había una pieza que faltaba.

La evidencia emergió durante nuestra consulta. Le encantaba su nueva carrera de ayudar a la gente, pero no parecía capaz de hacer que su negocio fuera un éxito financiero. Estaba atrayendo clientes que parecían tener problemas de dinero. Mientras tapaba el ojo derecho de Arthur y proyectaba en él una luz amarillo-verdosa, hice que comenzara a visualizar la regeneración del tejido del nervio óptico. Lo hice fundir el poder de sanación de su "mente-alma" dentro de su ojo derecho.

La luz tiene la capacidad de estimular las emociones. Un resplandor en el ojo con frecuencias de luz de un color particular hace que salgan a la superficie las emociones. Esta modalidad es un complemento muy útil para sanar enfermedades.[1] Con cada respiración integral, Arthur se sintonizaba con la seguridad

---

1. Una rama de la optometría, conocida como sintónica, usa frecuencias de luz específicas para restaurar los desequilibrios visuales del sistema nervioso autónomo que se manifiestan en el ojo como visión lateral reducida y mediciones oculares fuera de lo normal. Las combinaciones de color que se usan son:
Verde/azul (turquesa), estimulante del parasimpático, para reducir la inflamación
Amarillo/verde (lima), estimulante suave del parasimpático, para activar la liberación
Amarillo/rojo (naranja), estimulante fuerte del parasimpático, para activar profundamente la liberación
Azul/violeta (índigo), estimulante profundo del parasimpático, para reducir el dolor
Rojo/violeta (magenta), estimulante del parasimpático, para equilibrar las emociones

y fortaleza del lado paterno de la familia. Durante los meses siguientes, la visión de su ojo derecho se volvió más precisa. Esto coincidió con que Arthur trabajara con más clientes y reorganizara el aspecto financiero de su vida. Al volver a consultar a su oftalmólogo, pudo pasar una una prueba de visión del color. La mayor apreciación del color indicaba una reactivación de la visión foveal de su ojo derecho. Arthur había dominado el poder detrás de sus ojos para producir una visión más clara a través de su ojo derecho y una mayor percepción simultánea de los dos ojos.

Paul

El hermano de Arthur, Paul, fue menos capaz de tener acceso a su alma durante nuestra Terapia Visual Integral. Arthur fue el que animó a su hermano a que me visitara. Paul había nacido con cataratas congénitas (una nube en los cristalinos de sus ojos). Cuando Paul era muy joven le habían quitado las cataratas quirúrgicamente.

En su adolescencia, Paul había desarrollado un glaucoma y había usado medicinas para los ojos durante muchos años. También había tenido varios desprendimientos de retina. Mi primera impresión de Paul fue su enorme miedo y el control mental y de la personalidad durante nuestra primera consulta. No pude vincularme con su esencia o aspecto del alma.

La fuerza motivadora que trajo a Paul a verme era su temor a perder la vista del ojo derecho. Con cautela sugerí que la enfermedad se basaba en algo más que un trauma físico, pero Paul sólo quería saber qué vitaminas tomar para su afección. Todavía no podía ver que su carrera de programador de computadoras estaba obstaculizando cualquier tipo de rehabilitación de sus ojos y de su visión. Dijo que trabajar en la computadora todos los días le hacía esforzar los ojos, pero en esta etapa no estaba listo para adoptar el concepto de la Terapia Visual Integral. Una vez que Arthur compartió con él su éxito en el uso del color, la visualización, la modificación de su alimentación y el replanteamiento guiado de su vida, Paul volvió conmigo pidiéndome más ayuda.

Paul estaba reuniendo información en la biblioteca de la universidad para tratar de entender cómo se podía tratar su glaucoma. Todavía no podía entender la idea de que sus elecciones vitales, actitudes y desequilibrio estaban contribuyendo a la pérdida de su visión. Lo recibí de nuevo, sabiendo que una parte de su alma estaba lista para ver en una forma equilibrada. Me dijo que estaba desesperado por la progresiva pérdida de la visión en su ojo derecho. Paul tenía mucho miedo de someterse a un arriesgado procedimiento quirúrgico sin garantías de éxito. Comenzó a usar la terapia de color, y a pesar de las instrucciones claras, se excedió en el tiempo recomendado de uso. La presión en el ojo disminuyó y su campo de visión comenzó a expandirse. Estos resultados eran sumamente insólitos desde el punto de vista médico convencional. Sin embargo, el éxito fue de poca duración: repentinamente, Paul experimentó otro desprendimiento de retina. Su médico ordenó una cirugía con láser ese mismo día.

La situación de Paul era complicada. No era el paciente acostumbrado de la Terapia Visual Integral porque no parecía todavía listo para aceptar completamente su alma. Se podía especular que su largo historial de dificultades con los ojos, la terapia con la luz de color o alguna combinación de ambos contribuyeron a la recaída. Personalmente, siento que la variable real en el retroceso fue que la mente inconsciente de Paul fomentó el predominio de su personalidad dominante, dando por resultado que se excediera en el tiempo prescrito asignado en sus tratamientos de terapia de color. La idea de Paul de ayudarse a sí mismo era que más color sería mejor para sus ojos; su intelecto dominó su aplicación de la terapia visual integral. Todavía no había captado que se activarían sus fuerzas curativas al abrir la puerta del poder detrás de sus ojos. Creo que cuando la persona está lista para aceptar su alma, ya no hay más necesidad de tener recordatorios físicos adicionales provenientes del exterior, tales como un mayor daño del tejido ocular. Quizá Paul todavía está aprendiendo a confiar en su alma. Hasta que descubra el poder detrás de sus ojos, que no está fuera de sí mismo en las medicinas y la cirugía, los ojos de Paul probablemente continuarán dándole mensajes. A diferencia de Arthur, quien encaró su problema de manera holística, Paul todavía busca la solución fuera de él mismo.

Como terapeuta de la visión integral, recibí el desafío de aceptar a Paul tal como era. Necesito recordar que cuando esté listo regresará en busca del aprendizaje, o lo descubrirá en otra parte. Éste es el papel del mediador: liberarse de expectativas y de la necesidad de tratar de forzar a un paciente a adoptar cierta forma de pensar. Como paciente, su tarea es afirmar este deseo de ser socio de su oculista convencional en su programa de cuidado de la visión. Llegar a conocer su mente exige una observación consciente. Comience a observar su comportamiento. Conviértase en su propio detective visual o haga que amigos o familiares actúen como apoyo dándole una retroalimentación positiva.

Usted responde de dos maneras a la forma en que ve la vida: (1) por medio de su personalidad, funciona con temor, y (2) por medio de su alma, siente gran empatía, misericordia y amor en lo que ve. Integrar las dos puede ser muy fácil; el desafío llega cuando ve las cosas a través del filtro de su rígida personalidad.

El poder detrás de sus ojos

Quizá tienda a responder de manera reactiva, y entonces puede ser que sea muy receptivo al recibir la retroalimentación solicitada a la persona que lo apoya. Pida a su apoyo que le dé una señal como gentil recordatorio cuando él o ella perciba que usted está actuando a partir de su yo personalidad. Algunos de mis pacientes piden a su apoyo que use un sonido particular, una señal con la mano o que se toquen el área del corazón u otras señales similares. Practique los ejercicios de respiración integral del capítulo 2 para ayudarse a permanecer en una forma de ver su conducta que esté conectada con el corazón.

Cuando ve desde su personalidad, tome conciencia de cualquier sentimiento de temor. Esta mente, de supervivencia del ego, tendrá un repertorio de trucos para evitar enfrentarse a la verdad. El hecho es que usted desea evolucionar como alma. Se ha presentado una oportunidad, disfrazada de temor. Éste quizá domine las necesidades de su alma por diversas razones relacionadas con el pasado. El proceso exige que usted observe cómo presenta reacciones de virtud, justificación, racionalidad, autoconversación negativa y otras maneras hábiles de no enfrentarse a su yo más profundo. Los ejercicios y prácticas de este libro están diseñados para estimular su alma y liberarlo de las garras de su personalidad. A medida que ejercita nuevamente los ojos y la mente, piense en ellos como músculos poderosos, no como músculos débiles.

Veo con cartas de agudeza visual

Una carta visual puede recordarle un examen de los ojos. Mi carta visual tiene un propósito diferente. Úsela para descubrir cómo su mente puede influir en su percepción del mundo. A través de los ojos observará cómo puede fluctuar su visión del mundo. Se someterá a diferentes ejercicios y monitoreará las formas en que puede afectar a su vista el acceso a varias partes de su mente, su personalidad y su alma. Este proceso de biorretroalimentación será beneficioso para que comprenda cómo se desliza hacia una manera equilibrada de ver el mundo y cómo sale de ella.

Si tiene visión borrosa a lo lejos, use la carta de visión lejana. Para visión cercana borrosa, use la carta para ver de cerca.

Para la carta de visión lejana, colóquese a un 1.20, 1.50 o 3 metros de distancia de la carta, preferiblemente sin la ayuda de anteojos o lentes de contacto (es decir, con su visión "desnuda", natural). Para la carta de visión de cerca, colóquese a la distancia que va del nudillo medio al codo de un brazo. Idealmente, será capaz de identificar algunas de las letras en la parte media de la carta. Si no, acérquese.

Observe si tiene cualquier juicio sobre su vista. Definitivamente, ésta

Near Eye-C Chart™

▲ ▵▵▵▵▴▵▴▵▴▴▵▴▵▴▴▴▴▴▴▴▴▴▴▴▴▴▴▴▴▴▴▴▴▴▴▴▴▴▴▴▴▴▴▴▴ ▲ (15)

frzezfvdxhpnfuqlmprnzfpzpnfrzezfvdxhpnfuqlm (20)

H P N V E Z F V H P N V E Z F V H P N V E Z F V H P N V E Z F V (30)

T H M A R C O A D Z C N P Q E K L S G J (45)

C B F R A O S Z M N D 2 (60)

L S F P O N Z 3 (7.5)

C D F U R 4 (10)

V Z F Y (12.5)

P R (17.5)

O (50)

▲ ▲

BEYOND 20/20 VISION™

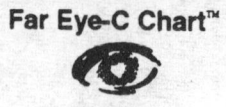 Far Eye-C Chart™
BEYOND 20/20 VISION™

E Z V U R (10)
D U N R P (12.5)
V E N U H (16)
D N R U P (20)
Z H E D N (25)
R P U F D (32)
H N P V F (40)
E Z F D V (50)
P R N F Z (63)
P Z F (80)
N Z (100)

podría ser su mente-personalidad en acción. Tome nota de la claridad de su visión, es decir, cuántas de las letras aparecen claras y a qué distancia. Esto servirá como línea de base.

Comience el ejercicio de respiración integral (revise este ejercicio en el capítulo 2, si fuese necesario). Abra los ojos y observe la carta de agudeza visual para ver si hay fluctuaciones respecto a la línea de base que notó cuando miró la carta por primera vez. Continúe la respiración integral.

¿Parece que fluctúa la claridad de las letras? ¿Las letras parecen permanecer más o menos igual?

Recuerde un momento de su vida cuando se sintió muy feliz. Note si esto provoca un cambio en la forma en que percibe las letras. Ahora, recuerde un momento desdichado y deje que la carta le comunique cómo sus pensamientos y sentimientos están afectando sus percepciones. Cuando preste atención a lo que están diciendo sus ojos, podrá aprender cómo enfocar su mente para producir la visión que desea.

La carta de agudeza visual es una manera dinámica de monitorear la efectividad de su terapia. Si su percepción parece más clara en un ojo, pase un tiempo cubriendo el ojo que percibe más claro y repita el proceso, mirando con el otro ojo.

Lo claramente que vea la carta de agudeza visual es la manifestación de su claridad interior, de cómo usa el lenguaje, lo que ve, la visión de su carrera, sus relaciones, hijos, familia... todo lo que hay en su vida. A medida que atravesaba la adolescencia hacia la edad adulta, adquirió la madurez intelectual para hacer frente a los desafíos de la vida. ¿Hubo un momento en sus años formativos (o después) en que no pudo hacerle frente a lo que veía? Quizá fue cuando su claridad interior se volvió borrosa o cuando sus dos ojos dejaron de percibir juntos. Esta adaptación inconsciente fue una medida protectora que yo llamo autosabotaje. A medida que practicaba esta forma de mirar, sus ojos comenzaron a responder como si ésa fuera la forma ideal de ver.

Sería grandioso si pudiera decir: "Haga la prueba con este ejercicio o tome esta vitamina y sus ojos se van a mejorar". Pero si el proceso ha de tener éxito, usted también debe asumir alguna responsabilidad para cambiar su visión, explorando profundamente sus maneras potenciales de ver claramente.

La disposición a enfrentar sus negaciones y a manejar su personalidad reactora lo conducirá a un estado que los budistas llaman atención. Por medio de sus ojos, tendrá la capacidad física y fisiológica de mantenerse enfocado en lo que ve. De este modo, observa sus percepciones y conducta; entonces está en posición de tomar decisiones que le dan energía. Registre semanalmente los

El poder detrás de sus ojos

cambios de su vista. ¿Puede descubrir imágenes mentales placenteras que lo ayudan a ver más claramente las letras de las cartas visuales?

Paula Cuando notó por primera vez que su visión se volvía borrosa Paula comenzó a practicar la respiración integral y a usar las cartas de hipermetropía y miopía. Jamás había usado anteojos y quería descubrir por qué su visión parecía más borrosa cuando tenía ambos ojos abiertos en comparación a cuando miraba sólo con el ojo izquierdo.

Paula había estado sintiendo molestias encima del ojo derecho y había notado que tendía a ver las imágenes más elevadas con el ojo derecho que con el izquierdo. La línea de base hallada con la carta de hipermetropía confirmó su sospecha. La percepción del ojo izquierdo era considerablemente más exacta, y cuando intentaba mirar con los dos ojos, la borrosidad del derecho interfería con la visión simultánea. Ésta no es una adaptación rara.

Cuando hablé con Paula, me enteré de que su ascendencia griega estaba asociada a figuras masculinas muy dominantes, particularmente sus tíos. La experiencia de estar controlada por estos hombres patriarcales y autoritarios condujo a Paula a encerrar parcialmente su capacidad para sentirse a salvo con su lado masculino. Esto significó que su percepción de los hombres influyó en la capacidad para ver claramente con el ojo derecho. El ojo izquierdo dominó su visión del mundo, y la percepción del derecho se mantuvo en el trasfondo.

Al mirar a Paula, no podía distinguir que estuviera viéndome de esta manera. La clave más evidente era su conducta hacia mí como varón. Mi experiencia de Paula fue que era muy competente y eficiente. En todo caso, tendía a dominar la conversación, a mantener el control y a inclinar su cabeza hacia un lado para dirigir desde su ojo izquierdo. Sentí que era controladora y sumamente fuerte por su lado masculino. En el primer nivel de la Terapia Visual Integral, hice que Paula se tapara el ojo derecho para estimular su ojo izquierdo perceptivamente dominante. Necesitaba aceptar plenamente los sentimientos, conectados con el corazón, que se activaban gracias al lado Sally de su naturaleza.

Hice que Paula mirara las letras de la carta de hipermetropía y le pedí que descubriera cualquier sentimiento que tuviera mientras practicaba la respiración integral. Para ella, esto no era muy difícil porque era muy brillante y verbal, y podía hablar esquivando sus sentimientos. A medida que continuaba respirando, sin embargo, fue menos capaz de contenerse. Cuanto menos la interrogaba (lo que le recordaba la presencia de un varón fuerte) tanto más cómoda se sentía con el proceso de la Terapia Visual Integral. En unos minutos, Paula fue capaz de sostener la claridad de las letras. Cuando concentró más su mente e integró su nuevo aprendizaje, reveló su preferencia por relaciones lesbianas. Comentamos la probabilidad de que sus adaptaciones perceptivas estuvieran vinculadas con estas preferencias.[2] Nuestra conversación empezó a sentirse más conectada.

A medida que comenzó a sentir más, Paula fue capaz de poner corazón y amor en sus todavía fuertes percepciones y forma de ser dominadas por el ojo derecho. Profundizó la práctica de hablar de sus sentimientos mientras miraba las cartas de agudeza visual, cambiando el parche al ojo izquierdo.

Sería interesante notar los cambios que atravesó su relación una vez que Paula integró más profundamente su visión y enfocó su mente en esta forma equilibrada. He visto casos en los que una cliente, reservada acerca de su relación lesbiana, pasó a una aceptación completa de esta elección cuando se integró su visión. En un caso, una cliente se mudó con su pareja femenina y se casaron. Lucharon contra la discriminación del gobierno local que no permitía que dos personas del mismo sexo se unieran en matrimonio. Se necesita más investigación en esta área; hay muchas cuestiones que considerar. En el caso de Paula, ¿una mayor visión amorosa conectiva generada en su alma la hubiera conducido a preferencias diferentes?

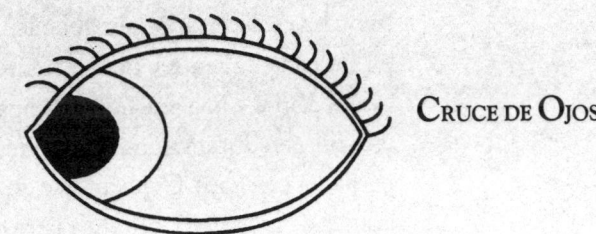

CRUCE DE OJOS

Bizquee: ¡Los ojos no se quedarán trabados!

Cuando éramos niños nos enseñaron que es peligroso bizquear y que puede provocar daños, que bizquear los ojos hará que se queden de esa manera. Durante más de cincuenta años la práctica de bizquear se ha enseñado como técnica de terapia de la visión. Hay músculos para cruzar y descruzar los ojos.

---

2. En mis estudios de casos, las mujeres que eligen relaciones lesbianas muestran un patrón de características visuales que merecen mayor investigación clínica. Exhorto a otros clínicos a que observen e investiguen las conexiones entre las distorsiones perceptivas y las inclinaciones sexuales.

El poder detrás de sus ojos

Hasta a los niñitos y adultos que tienen los ojos cruzados se les enseña cómo cruzar los ojos como forma de aprender a descruzarlos.

Escuché una historia muy divertida de un paciente, Sam, a quien le habían advertido que cierta parte de su anatomía se caería si cruzaba los ojos. Sólo podía leer durante veinte minutos antes de que su foco se desviara. Esta situación lo volvió irritable, lo que lo llevó a una pérdida de la autoestima. Resultó que cruzar los ojos era exactamente la terapia que Sam necesitaba. La simple práctica de bizquear lo ayudó enormemente. Sam pudo leer y mantener la comprensión, sin quedarse dormido mientras manejaba o estaba en su escritorio, y permanecer concentrado en un proyecto hasta terminarlo. Desarrolló una mayor disciplina en su vida y comenzó a realizar cosas con las que sólo había soñado. Permítame conducirlo a través de algunos de los ejercicios prácticos que aprendió Sam; también pueden ayudarlo a usted.

Cruce sobre la nariz

Encienda una vela con un pabilo de tamaño mediano (cuando la vela está encendida la llama debe ser claramente visible). Siéntese de sesenta a noventa centímetros de la vela, que debe estar colocada por debajo del nivel de los ojos. Así será más fácil para usted dirigir los ojos y no fatigarse.

Comience la respiración integral para conseguir una actitud relajada, sincera. Cierre los ojos y sienta que toda la tensión abandona sus ojos, cuello, hombros, pecho, estómago, caderas y las demás partes de su cuerpo. Mientras tiene los ojos cerrados, escuche los sonidos que lo rodean. Imagínese que está en un baño caliente y que se siente muy cómodo y tranquilo. Libérese de sus tareas diarias e imagine una vida apacible sin ninguna preocupación. Mantenga esta imagen durante unas veinte respiraciones. Vea la llama proyectada en sus párpados cerrados. Concéntrese en la llama, luego mueva su atención hacia los bordes de la llama. Contenga la respiración y aprecie el color de la llama.

Abra los ojos lentamente y mire directamente la vela. Cuando sus ojos se encuentren con la vela, respire. Note los objetos que rodean la vela y que están en el cuarto mientras mira la llama. Esto es mirar mientras se siente. También pestañee mientras respira. Después de veinte respiraciones, cruce los ojos y enfóquelos en la nariz mientras trata de mirar ambos lados de ella al mismo tiempo.

Si no puede ver ambos lados, tape el ojo que corresponde al lado que puede ver. Entrene su otro ojo a volverse hacia adentro al mirar nuevamente la punta de su nariz. Note la llama de la vela mientras practica el "cruce de la nariz". Debe ver dos velas. Si no hay dos, pestañee durante dos respiraciones completas para estimular ambos ojos a que vean dos velas. Si no puede ver dos velas o

El enfoque de nuestra mente

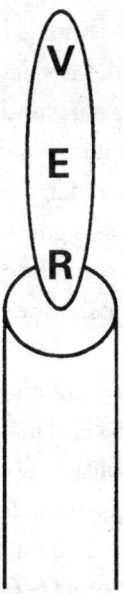

ambos lados de su nariz, abandone este juego visual y continúe tapándose un ojo para desarrollar una mayor conciencia por medio del ojo abierto.

Recuerde lo que cada ojo representa en términos de conciencia perceptiva: derecho, percepciones paternas; izquierdo, percepciones maternas. Recoja esa conciencia a través del ojo abierto. Pronto verá dos velas y los dos lados de su nariz. El cruce por encima de la nariz le enseña a centrarse más. Este juego visual es útil si es hipermétrope. Es el comienzo de la fusión de los canales perceptivos del ojo izquierdo y del derecho. Este es el paso inicial para fundir la conciencia de su alma y la de su personalidad.

Descruzamiento

Mirando la vela, vea si puede tomar conciencia de ambos lados de la nariz, de uno en uno. Respire y parpadee para tener esta experiencia. Si tiene dificultad, alterne los parpadeos, identificando dónde está cada lado de la nariz en el espacio. Levante el mentón para ver más claramente los costados de su nariz.

Elija un objeto de interés más allá de la vela, como una flor, un cuadro, una fotografía, una luz, una ventana o un objeto personal, mírelo con ambos ojos abiertos y sin cruzar. Coloque la vela entre sus ojos y el objeto que está mirando. Tome conciencia de la presencia de dos velas.

Al mirar más allá de la vela usted está creando ahora una doble percepción de la misma. Esta manera de mirar le está requiriendo que se afloje, que descruce sus percepciones, se desvíe y se abra. Observe la manera en que la variación de

El poder detrás de sus ojos

su atención puede crear una separación de las dos llamas de la vela. Descruce hasta tener la separación máxima de las velas. Luego mueva la vela hacia usted, observando cómo las dos imágenes parecen acercarse. Este "descruzamiento de ojos" es particularmente útil si es miope o tiene astigmatismo. Practique este juego visual cuando desee tomar un descanso de la lectura o del trabajo en la computadora, o cuando sus ojos se sientan cansados o se vuelvan borrosos. Luego use la ilustración anterior, con las dos velas, y cree una tercera vela en el medio al cruzar y descruzar sus ojos. Alinee el VER en una línea recta vertical.

Cruzamiento de ojos Ahora cruce sus ojos como si estuviera mirando hacia el centro de sus cejas. En esta forma, podrá notar las dos velas más allá de donde está mirando. Si le resulta difícil, primero ponga el pulgar o un dedo frente a los ojos para que le recuerde adónde mirar. Una vez que haya dominado el cruce de los ojos sin un dedo, póngase de pie y dé vueltas caminando, viendo todo doble. Respire y disfrute esta nueva percepción. Observe cómo se afecta su equilibrio al ver todo doble. ¿Puede hacer que su atención pase de una imagen a la otra?

Visión multi-dimensional Cuando las percepciones de ambos ojos están cerca de ser igualmente claras, puede comenzar el viaje hacia la visión multidimensional. Coloque los dos pulgares frente a sus ojos. Al cruzar o descruzar los ojos, comenzará a ver cuatro o tres pulgares; la meta es fundir los cuatro en tres.

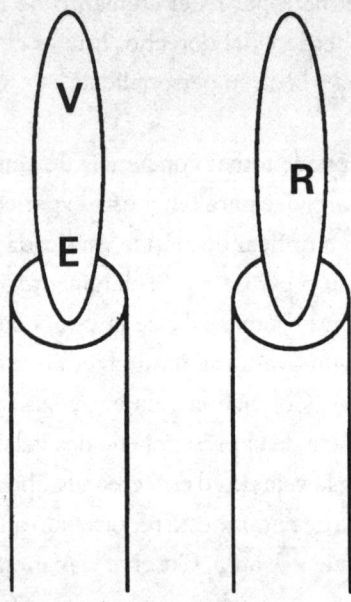

El enfoque de nuestra mente

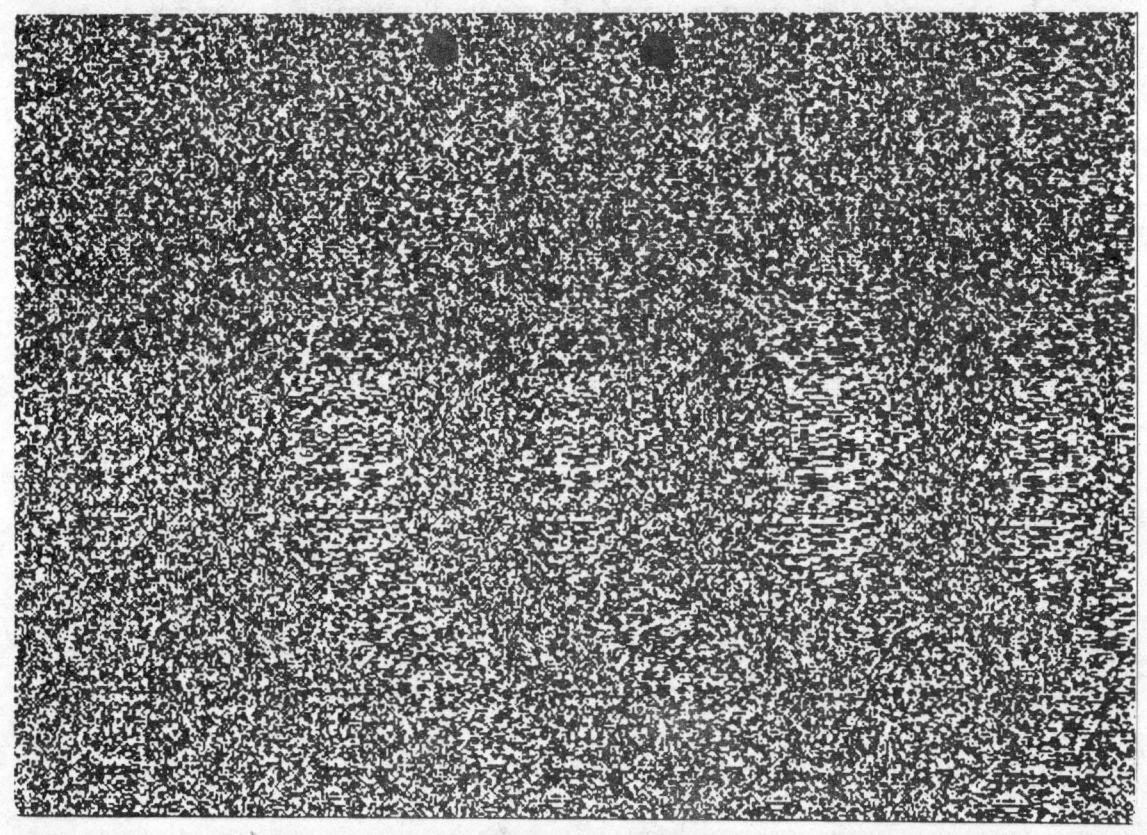

Los objetivos generados por computadora, como el que se incluye, han creado muchas posibilidades nuevas para practicar juegos de fusión y para desarrollar una forma de ser multidimensional. Cuando cruce o descruce los ojos de manera que los dos lunares negros de la ilustración se conviertan en tres, deje que su atención descienda hacia el centro de la página. Repentinamente, una forma tridimensional surgirá de la página o se hundirá en ella. Mantenga la imagen, y la profundidad continuará. Respire, y mueva su atención gradualmente alrededor de la página. Practique pasar de la posición cruzada a la descruzada, notando cada vez la imagen en el cambio de la ilustración. Intente hacer este ejercicio mientras está parado sobre un pie, caminando y hasta tratando de deletrear al revés palabras difíciles.

¿Cuánto tiempo puede mantener su espacio visual? Si tiene un par de anteojos más débiles, haga la prueba de usarlos mientras hace este juego visual. Ésta es la forma de reestructurar sus percepciones. Enfocar la mente mientras estimula su visión mediante sus ojos le enseña cómo estar consigo mismo y

El poder detrás de sus ojos

permite que emerja su alma. Revise las actividades del capítulo 2 ahora que ha comenzado a enfocar su mente más claramente. Preste particular atención a las actividades a las que se resiste. Penetre la resistencia suavemente. Ahí es donde comienza la verdadera curación.

Su alma ve sólo con amor. Respire y sienta que su corazón se abre a esta visión clara. La bondad emerge de un corazón claro. La visión enfocada de su mente trae amor y luz a su vida.

Capítulo 4

¿Qué desea?

Conciencia y curación

Una de las declaraciones iniciales que pongo a consideración de mis pacientes es: "Con respecto a mis ojos y mi visión, lo que quiero es..." Entonces les pido que escriban cinco finales diferentes para esa afirmación. La forma en que usted enfoque esta cuestión revela mucho acerca de su propia imagen y su visión de la vida. Haga la prueba con el ejercicio.

En la oración se mencionan los ojos y la visión. Si todavía no ha dado el salto hacia el concepto de que la visión está en un 90 por ciento en la mente, por favor, hágalo ahora. Cierre los ojos, y mientras siente que su respiración viaja hacia abajo de su garganta, llévela a su corazón. Mantenga muy quieta la mente, y profundice la apreciación de que sólo el 10 por ciento de la visión se produce mediante los ojos y que su mente retiene el misterio del otro 90 por ciento. Ahora, mire de nuevo sus cinco respuestas a la oración.

Al principio, muchos de mis pacientes limitan su visión al considerar solamente lo que está sucediendo en sus ojos. Inicialmente sus respuestas podrían incluir:

* tener mejor visión sin mis anteojos
* no necesitar los anteojos para leer
* corregir mi glaucoma
* abandonar mis lentes de contacto y mis anteojos
* recordar más contenido y leer con más eficiencia
* librarme de mis manchas (los puntos o hebritas que se mueven en su línea de visión)
* que desaparezca(n) mi(s) catarata(s)

El poder detrás de sus ojos

En la cultura occidental, estamos programados para buscar solamente los resultados finales. Pero la visión integral exige abordar profunda y apasionadamente el *proceso* de cómo vemos, explorando el mecanismo de nuestra relación única entre la mente y el ojo. Vemos con nuestra mente por medio del intelecto, un proceso lógico de análisis y comprensión que llamo la personalidad; y con la intuición (un divino conocimiento interior), el alma. Usted está aprendiendo cómo integrar los dos procesos para alcanzar una visión foveal y retinal equilibrada. Quizá hasta surja la pregunta: "¿Para qué molestarse? De todos modos nos vamos a morir". La parte de nosotros que es la personalidad problemente sólo quiere sobrevivir, ése es su ego. Pero la alegría y el entusiasmo de estar vivo y de tener acceso al poder que está detrás de sus ojos está relacionado con la *calidad* más que con la *cantidad*. ¿Podemos vivir hoy la vida, experimentando la calidad de cada momento? Uno de mis pacientes lo expresó de esta manera:

Me despierto en la mañana y me rodea la quietud, como en un desierto. No hay ningún sonido. Me siento tan expansivo, que pareciera como si mis sentidos pudieran llegar a kilómetros de distancia. Me siento completamente presente conmigo mismo y vacío de preocupaciones o pensamientos. Una placentera sensación de éxtasis pasa por encima de mí como una mano cálida. Cada momento está congelado a cámara lente y soy libre.

Este estado de éxtasis contribuye a la regeneración de nuestros cuerpos. Segundo a segundo, cada célula que compone nuestra masa física se está regenerando, y nuestros sentidos (vista, oído y sensaciones) se están sintonizando con precisión. El sonido del motor de un auto de carreras es música para el mecánico. Los ojos de un fotógrafo o de un artista están exactamente sincronizados con el estado mental para *ver* la presentación final de su visión: la obra terminada. El músico oye a frecuencias que el oído promedio no alcanza y que hay que entrenar para poderlas percibir. El atleta olímpico moviliza en su cuerpo grupos de músculos que integran circuitos cerebrales que están más allá del individuo promedio. Esta capacidad, más allá de lo normal, domina y dirige el poder interior. Un compromiso más profundo de conectarnos con nosotros mismos nos da acceso a ese poder y fomenta la curación y la regeneración diaria.

A medida que integra la personalidad y del alma, se va conectando con el continuum de la vida que está representado por la naturaleza. Sus percepciones revelan cómo todo está vinculado. Una acción de hace diez años puede afectar profundamente este momento. El proceso curativo natural de su cuerpo

¿Qué desea?

constantemente le habla por medio de la sintomatología de los dolores y de las historias de la vida que se revelan mediante la enfermedad. La historia revelada mediante su problema corporal u ocular le está hablando a usted. Le está diciendo que está fuera de equilibrio. Necesita integrarse más. Esa es la verdad. Podemos decidir ciegamente ignorar la verdad, hasta que un día nos encontramos en "el pandemonio" y nos aceleramos hacia el inevitable acercamiento a la muerte. La alternativa es decidirse a detener la enfermedad ahora.

Una paciente, que había terminado un curso de crecimiento personal para ser más responsable en su vida, me contó esta historia: iba manejando por una autopista central donde el límite de velocidad era de noventa kilómetros por hora. Se sentía excitada pensando en las posibilidades maravillosas que tenía por delante. Al mirar por el espejo retrovisor, vio las luces intermitentes rojo y azul de una patrulla. Miró el velocímetro. La aguja estaba indicando ciento veinte. Sacó el auto hacia un lado y bajó la ventanilla, esperando que se acercara el oficial. Un sentimiento extraño le atravesó el cuerpo, muy diferente a sus experiencias anteriores al preguntarse cómo podía convencer al policía de que creyera su excusa. Sintió un movimiento vibratorio, un estallido de calor que estimulaba partes de su cuerpo físico para que estuvieran totalmente presentes y alerta. Sintió este calor un momento antes de que apareciera el oficial pidiéndole su licencia de manejo.

Lo que siguió fue una respuesta espontánea e improvisada que iba a cambiar para siempre la vida de esta mujer. Volvió la cabeza y dijo: "Oficial, me doy cuenta que iba demasiado rápido. Le agradezco que estuviera ahí para recordármelo. Podría haber matado a alguien". Esto tomó al patrullero visiblemente por sorpresa y le pidió a la mujer que lo acompañara ante el oficial de la patrulla de caminos. Quería presentarle esta mujer a su superior porque, en su carrera, jamás le habían agradecido ni reconocido por su trabajo.

No le levantó una infracción, y la vida de esta mujer se alteró extrañamente. Ahora se da cuenta de que cada acción o decisión que toma afecta todos los aspectos de su propia vida y de quienes la rodean. No está interesada en enfocarse en la parte de la vida que se llama enfermedad. Eso es como mirar un vaso de agua medio lleno y decir que está medio vacío. Su nuevo poder está en reconocer el tiempo vivible que tiene disponible en su vida que, a partir de ahora, será de una conciencia de alta calidad, que nutra momento a momento el poder que tiene dentro.

Esta conexión con el yo eleva nuestros sentidos, y se enriquece así la calidad de nuestra experiencia cotidiana. Este lugar de curación nos permite identificar las señales de advertencia que nos alertan ante quebrantamientos mentales y físicos antes de que ocurran. Es como tener con nosotros a nuestro propio oficial de policía para que encienda las luces intermitentes cuando nos aceleramos demasiado al andar por la vida.

Curarse es estar alerta y aprovechar cada crisis como una oportunidad para identificar los quebrantamientos y verlos como mensajes específicos y útiles. Curarse implica la regeneración de todas aquellas partes de nosotros mismos que quieren tener una palabra respecto a cómo vivimos: el artista, el padre, el empresario, el amante, el niño, la persona de negocios, el estudiante, el cocinero, el atleta. Cada aspecto de nosotros hace una contribución a la persona total que somos o sabemos que podemos ser. Para ser claros y poderosos debemos maximizar nuestra salud a cada momento, aceptando cada momento con toda la energía y concentración que tenemos. Cada acción cuenta.

De niño, la escuela me parecía un gran desafío. Con mi visión doble, hábitos contrarios a la lectura y percepciones hipermétropes, estaba físicamente sentado en la clase, pero mi mente ya estaba surfeando en el océano. Recuerdo la excitación de esperar las próximas vacaciones de verano. Podía proyectarme semanas hacia el futuro. Me imaginaba yendo a fiestas, comiendo y dando vueltas con mis amigos. Esta mentalidad de escaparme del momento presente reforzó un patrón de *mirar* genético, hipermétrope, familiar.

Al pasar los años, este hábito me impidió aceptar plenamente el momento en el que estaba. Cuando realmente comenzaban las vacaciones, yo estaba en el paraíso. Sin embargo, mi mente ya estaba enfocada en el temor de cómo terminaría esta buena época. Aunque mis vacaciones duraban dos meses, mientras volvía a casa de la universidad o iba en auto con mi familia hacia nuestra cabaña de vacaciones, mi mente estaba llegando al lugar llamado "preocupación". "Cuando vuelva por esta ruta en dos semanas o en dos meses, ¿cuánto trabajo me estará esperando en el próximo semestre de la universidad?" Esta manera de *ver* la vida estaba reforzada por mi pobre desempeño académico y la crítica de mi padre a mis capacidades escolares.

La lección que estoy aprendiendo es prestar atención a cada momento de mi proceso diario. Recuerdo una vez en Amsterdam, cuando estaba interesado en ver una película pero no podía encontrar el cine. Finalmente, en el vestíbulo oscuro de un hotel, localicé un diario para encontrar la hora de comienzo de la película. La letra pequeña estaba demasiado fuera de foco para mí como para leerla claramente. Noté mi impaciencia, me detuve, respiré profundamente, parpadeé y la letra quedó enfocada.

Usted también puede tomar conciencia de su viaje y de su visión. Disfrute el contenido cotidiano de la vida; acepte la experiencia total. Comience por identificar los hábitos de escape que le impiden gozar plenamente el momento. Tome conciencia de lo que quiere ahora mismo.

Estas son algunas preguntas para que se las haga inmediatamente después de despertarse cada día:

* ¿Cuál es la primera idea que le cruza por la cabeza?
* ¿Qué sueños recuerda?
* ¿Cuánto tiempo se queda en la cama?
* ¿Cómo se siente el "hoy" en ese momento en que despierta?
* ¿Su mente se precipita hacia la parte de "hacer" de su vida? ¿Puede romper sus patrones habituales?
* ¿Qué nuevo enfoque podría poner en práctica para expresar otra parte de su poder interior?
* ¿Está concentrado en pensar?, ¿en sentir su cuerpo?, ¿en responder a las necesidades de otra persona? ¿Los demás dependen de usted, o viceversa?
* ¿Qué actividad, ejercicio o proceso podría iniciar mientras está todavía acostado? Quizá pueda hacer algo diferente esta mañana: ir a caminar; delegar una tarea regular a otra persona; estirar los músculos; leer un libro inspirador; encender una vela.
* Sus planes para el día, ¿son congruentes con su propósito a largo plazo? Respire algunas veces. En lugar de tomar sus anteojos, mantenga su visión desnuda. Póngase un parche. Cubra sus ojos con las palmas o gírelos de un punto a otro.

Examine estas preguntas y escriba sus pensamientos. Encuentro que dedicar diez minutos completos a escribir mis sentimientos cada mañana me da mucho que reflexionar durante el día.

El acto de escribir es una manera maravillosa de aterrizar y aclarar la mente. Tome un aspecto de su vida y escriba sus pensamientos al respecto. Haga pasar por sus manos hasta el papel su poderosa claridad. Termine algunas cartas que desea escribir, o apunte inspiraciones que quisiera transmitir al mundo. Su página escrita sirve de paso inicial para concretar su visión en el universo físico. Cuando sus ojos reciben una comunicación clara desde su mente, comienzan a ver con equilibrio y exactitud. Notará destellos momentáneos de claridad mientras lee la carta de agudeza visual. Con el tiempo, esta claridad durará periodos de tiempo cada vez más largos. Pronto su vida reflejará este poder y esta claridad.

Defina las horas en las que, con su fisiología y bioquímica exclusivas, está

El poder detrás de sus ojos

más productivo, creativo y colaborador... o en las que necesita ayuda. Nuestros cuerpos responden de manera diferente a los ciclos de día (luz) y noche (oscuridad), y podemos maximizar nuestro poder al llegar a conocer nuestras verdaderas preferencias, que a veces *no* están de acuerdo con nuestros patrones actuales. Como hemos sido programados para creer que la rutina es importante, la ruptura de hábitos inflexibles que restringen nuestra visión requiere a veces la modificación de dicha rutina y el control de nuestro comportamiento. Para sentirse más vivo y dueño de su poder, comience por alterar la percepción de quién es. Aquí están algunas preguntas relevantes que debe hacerse y sugerencias para actuar.

* ¿Qué cosas especiales aumentarían su bienestar en este momento? Quizás puede darse un masaje en los pies, prepararse un baño caliente o servirse el desayuno.
* ¿Se despierta a la misma hora cada día? Varíe la hora. Haga el experimento de despertarse una hora antes o una hora después. Ocasionalmente, levántese a tiempo para ver el amanecer.
* ¿Siente como si necesitara un estimulante externo como el café, una ducha caliente o fría o una carrera de ocho kilómetros para poder empezar el día? Si normalmente desea salir y correr ocho kilómetros, pase ese tiempo escuchando música suave y estirando el cuerpo.
* Si generalmente es tranquilo, de poca energía, haga algo que encienda su fuego. Si tiende a ser lento y no se mueve mucho, salga y dé una enérgica caminata.
* ¿Tiene la fuerte creencia de que es una persona de la mañana, del mediodía o de la tarde? Según sea, cambie las horas en que hace las actividades más importantes del día.
* ¿Toma sus anteojos o lentes de contacto en la mañana? ¿Nota que su vista está más o menos enfocada en las mañanas? Si usa anteojos o lentes de contacto, quíteselos durante unos minutos u horas más. Pruebe cómo se siente cuando recorre áreas conocidas de su casa sin usar lentes artificiales. Disfrute la sensación de caminar más lentamente, y goce la necesidad de sentir más su cuerpo.
* ¿Tiene un patrón establecido para comer u otras rutinas durante las primeras horas del día? Si generalmente suprime el desayuno, durante algún tiempo haga de su desayuno la comida principal del día.
* ¿Tiende a hablar mucho o a ser callado? Cambie su patrón.

He estado sugiriendo que comience a observar conscientemente sus

¿Qué desea?

patrones habituales. ¿Los ejecuta por decisión, o inconscientemente está representando alguna influencia de su mente que limita su potencial como ser humano? Sus observaciones le permitirán ver todas las piezas del rompecabezas de su conducta relacionada con la visión. A medida que realice este proceso, recuerde que generalmente los psicólogos creen que la adquisición o descarte de un hábito lleva de tres semanas a tres meses.

Después de tres semanas, por lo menos, entonces listo para escribir de nuevo sus respuestas a la declaración "Respecto a mis ojos y mi visión, lo que quiero es..." Esta vez, por favor tome en cuenta una segunda afirmación: "La forma en que probablemente sabotearé lo que quiero es..." Al ponerse en contacto con sus patrones de hábitos inconscientes, tomará conciencia de las maneras en que reprime y desperdicia su poder con pensamientos negativos, creencias limitantes, aplazamientos, temor y pereza.

El juego con la resistencia

En su viaje hasta aquí usted ha atravesado la puerta a su visión (su mente) y ha visto sus hábitos inconscientes. Tomar conciencia significa despertar a su visión restrictiva pasada.

Su subconsciente es como un oasis exuberante, fértil, en el desierto de su

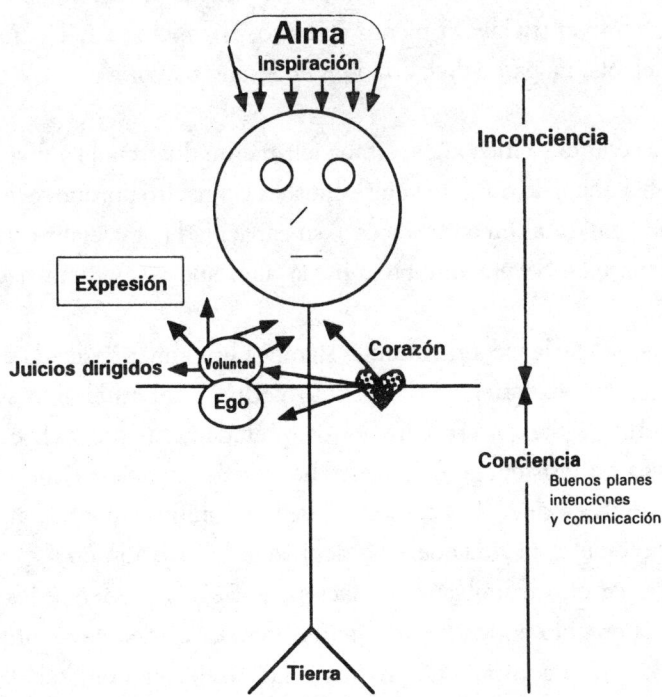

mente. Es su inteligencia divina, que almacena tesoros y riquezas; es su *saber*. El desierto de su mente es el celoso guardián que lo protege de los peligros de la vida. Esas creencias limitantes pueden ser: "ahí afuera es peligroso", "otros van a quitármelo", "se trata de la supervivencia".

Mientras crecemos, la mayoría de nosotros tuvo que adoptar un "modo de supervivencia" para procesar la vida. Llegamos a la vida con el poder del oasis, pero para muchos esta creatividad tuvo que ser sacrificada al ego racional, la mente superviviente, o protegida por él.

El conocimiento de lo que verdaderamente quiere hace necesario que se enfrente tanto al desierto como al oasis. Se puede pensar en el desierto como el hacer foveal, mientras que el oasis sería el ser retiniano. En este proceso, explorará su resistencia al conocimiento ilimitado y a la poderosa asimilación del poder detrás de sus ojos. Mediante la toma de conciencia de aquello a lo que se resiste, sus sueños, intenciones y visión se vuelven claros.

Se puede ncategorizar metafóricamente las tres formas de resistencia como papel maché, triplay y pared de ladrillos. Mientras atravesamos la vida, nuestra resistencia aparece en estas tres variantes. El enfoque firme, tradicional, de usar anteojos, lentes de contacto, medicinas y cirugía es una pared de ladrillos (el enfoque más resistente, más rígido). Si algo anda mal en nuestros ojos y visión, un doctor lo corrige, ocultando o resolviendo el problema. Los terapeutas conductistas de la visión, quienes incorporan terapias integrales, son menos resistentes, como el triplay. El menos agresivo, el papel maché, es más fácilmente manejable. La pared de ladrillos es el desafío mayor.

Annie

Annie tenía sesenta y cinco años, estaba felizmente divorciada y vivía en una casa que había ocupado durante veinte años. Me consultó porque se le estaban desarrollando cataratas en ambos ojos, y su capacidad para seguir manejando se veía amenazada. Se preguntaba si había algo que yo pudiera hacer para ayudarla.

Le expliqué que la palabra *cataratas* significa literalmente "caída de agua", y le pregunté qué experiencia del pasado podría estar nublando su visión presente y futura. Noté que cruzó los brazos apretadamente sobre el pecho, una posición física de resistencia. Con cierta hostilidad encubierta, me preguntó qué quería decir. Le dije: "Las cataratas pueden significar que hay algo en su pasada percepción de la vida que está oscureciendo su visión hoy".

Mientras Annie meditaba mi afirmación, revisé un resumen de los alimentos que había comido en los dos días anteriores. La evidencia científica está demostrando que el consumo de productos lácteos altera el metabolismo del cristalino del ojo (donde se desarrolla la catarata) en las personas que son intolerantes a la lactosa. Además, la presencia de radicales libres, que consumen las vitaminas, se ha vuelto un problema para nuestros ojos. Los contaminantes extra que hay en el aire, la comida y el agua han aumentado la necesidad de antioxidantes tales como el selenio, el zinc, el superóxido de dismutasa, el cromo y la vitamina A. Si el número de radicales libres en el cuerpo y en los ojos excede la presencia de antioxidantes, el ojo está predispuesto a desarrollar cataratas.

Mientras observaba a Annie, podía sentir su lucha interna entre estar en el desierto y estar en el oasis. Una parte de su ser, el omnisciente oasis, estaba diciendo: "Sí, sí. Sé de qué está hablando". El guardián del desierto, la personalidad racional y mente-ego, estaba diciendo: "Sólo dime qué necesito comer para que desaparezcan mis cataratas... si eso es siquiera posible. Por favor, nada de esta jerga psicológica."

La Terapia Visual Integral es una mezcla de los conceptos de la terapia visual tradicional y prácticas espirituales tales como danza, sonido y movimientos rituales y el uso del color originario de las antiguas civilizaciones de Egipto, la India, Tibet y África. No necesariamente deseamos abandonar la protección del desierto que nos rodea. Nos permite concentrarnos en los recursos ilimitados del oasis. En el caso de Annie, ella hizo precisamente eso. Retrocedió en el tiempo y exploró los veinte años de equipaje personal que le estaban impidiendo alcanzar sus metas actuales en la vida.

Decía continuamente: "Quiero una visión mejor, seguir conduciendo mi auto y tener una vida productiva". Diseñamos un plan para convertir en realidad esta intención clara.

La tarea encomendada a Annie fue la de limpiar el amontonamiento que se había acumulado en su casa y que le impedía *ver* el espacio. La colección de cajas, papeles y objetos de su matrimonio anterior ya no le servía. Una vez que Annie vio cómo se conectaban estas obstrucciones con sus cataratas, su resistencia pasó, de la pared de ladrillos, al papel maché. A este proceso lo llamo "avance".

Con otros pacientes he notado que el avance puede estar precedido por otros procesos. Uno es el "derrumbe". Por ejemplo, cuando empecé a ver la luz en mi propia vida y tener mayor claridad respecto a mi propia dirección, las cosas parecieron empeorar durante un tiempo. Poco después de mi propio divorcio, me sentía feliz de estar libre y sin embargo muy volátil emocionalmente. En un periodo de tres semanas, la policía me detuvo tres veces por exceso de velocidad. Derrumbe.

El poder detrás de sus ojos

Después de esta fase viene lo que he denominado "apertura", un paso hacia el avance. En la apertura, usted puede sentir y ver el verdor del oasis a su alrededor. Su visión se vuelve más clara. Ésta es la integración del alma y la personalidad. En el caso de Annie, usamos varios enfoques para tratar las cataratas.

Primero, Annie se comprometió a llevar a cabo un proceso de limpieza de su casa, a comer de manera diferente, a usar complementos alimenticios y a escuchar una audiocinta de visualización que diseñé específicamente para ella, para ayudar a reprogramar el metabolismo de las células de los cristalinos.

Una vez al día preparaba una comida que consistía en miso (pasta de soya), sopa con vegetales marinos (hijiki y arame), combinados con una variedad de verduras. Durante veintiún días, la fruta fresca y las verduras orgánicas, los granos (arroz y mijo) y las legumbres (mung, aduki y frijoles negros) se convirtieron en sus alimentos principales. La comida se complementaba con un complemento multivitamínico y mineral, con base glandular, enzimas antioxidantes procedentes del trigo y el baño ocular "Eye Bright", que incluye eufrasia, corteza de arrayán brabántico, botón de oro, frambuesa y una pequeña cantidad de pimienta de cayena.

Cada día, Annie escuchaba la cinta que yo había hecho para ella, que sugería, por medio de la imaginación, que el material de la catarata se estaba disolviendo. La imagen era que ella entraba a su ojo como una persona en miniatura, llevando un maletín médico lleno de remedios útiles, preparaciones homeopáticas y máquinas de color y de rayos láser que podía aplicar directamente al cristalino. En esta visualización, Annie se convertía en su propia sanadora, usando enfoques complementarios (una rama de los Institutos Nacionales de Salud de los Estados Unidos está financiando investigaciones sobre estos tipos de prácticas curativas alternativas).

Annie también comenzó a sacar sistemáticamente de su casa cualquier cosa que no hubiera usado en los últimos doce meses. Sugerí que regalara todo o que vendiera los artículos en una venta de garage. A medida que pasaban las semanas, Annie vio pequeños cambios en su visión, y al terminar la tercera semana, sintió que volvía su confianza en sí misma, largo tiempo perdida. Visitó al oftalmólogo, a quien no había informado de la autocuración que estaba realizando. Con mirada desconcertada se rascó la cabeza y le dijo que el material de la catarata se había disuelto hasta en un 30 por ciento. Su visión había mejorado lo suficiente como para realizar su sueño de seguir manejando.

Meses después hablé con Annie. Todavía seguía manejando y viviendo en el oasis, libre de resistencia. Sabía lo que quería. Fue en su busca, enfrentándose a la resistencia y atravesando las barreras de su personalidad. Esta conciencia le devolvió el poder que estaba detrás de sus ojos. Fue capaz de transformar su relación con un padecimiento ocular considerado previamente sin esperanza. Los beneficios excedieron con creces su meta original.

Esto es lo real

Las influencias controladoras heredadas de nuestro árbol familiar y de nuestras tempranas experiencias de la vida pueden impedirnos ver hoy completa y claramente. Una de mis más tempranas experiencias del crecimiento personal y de la transformación fue la afirmación: "Esto es lo real: tu vida no es un ensayo final".

Como persona hipermétrope, meditaba en mi hábito de planear siempre para el futuro y tratar el presente sólo como una sesión de práctica. Cuando cumplí cuarenta años, adopté una forma de vida de acuerdo con el "esto es lo real". Quería estar plenamente presente en tantos momentos del *ahora* como fuera posible. Aprendí y después comencé a enseñar los principios de la responsabilidad personal. Los vi claramente por mi interacción con una paciente en particular en los años 80.

Linda

Conocí a Linda en 1982, cuando me consultó para tratarse la miopía y el astigmatismo usando la Terapia Visual Integral. Cerca de los treinta años, Linda había abandonado las reuniones, oficinas y ajetreo de su negocio para seguir una nueva carrera en masaje terapéutico. Quería un contacto más directo con la gente. Linda llevó mi programa a la práctica, pero encontraba mucha resistencia para ponerse en contacto con lo que realmente quería.

Algunos días se sentía muy aislada mientras daba masajes corporales y anhelaba el mundo de los negocios. Otras veces, quería sentir más y descubrir los tesoros de estar cerca e íntimamente con sus clientes, como su mediadora curativa.

El conflicto era enorme. Linda se aislaba, no usaba los anteojos y por lo tanto no veía durante semanas y meses seguidos. Después del aislamiento, usaba sus lentes de menor graduación y salía una vez más a la vida.

Esto continuó durante cuatro años. Me mantuve en contacto parcial con ella y recuerdo una vez en 1985 cuando se incorporó a uno de los seminarios de fin de semana que yo enseñaba. Uno de los procesos de rehabilitación del fin de semana era explorar el temor a la ceguera. Usé música y diapositivas para montar la escena y oscurecí la habitación. Para simular la ceguera de los participantes utilicé vendas para los ojos. La idea era hacerlos experimentar

El poder detrás de sus ojos

cómo era la ceguera, de manera que cuando volvieran a abrir los ojos pudieran apreciar cuánto podían ver realmente.

Este proceso conmovió a la mayoría de las personas que estaban en el salón, pero Linda levantó la mano y nos dijo que, seis meses antes, su oftalmólogo le había diagnosticado una enfermedad incurable en los ojos y que realmente se estaba quedando ciega. Al principio, una nubosidad y un color grisáceo aparecieron en su vista. Ya no podía manejar pero todavía estaba encarando el futuro con confianza. Su ceguera inminente hizo que Linda experimentara el fenómeno de "ésta es la realidad". No podía esperar a las próximas vacaciones, o al próximo año, para hacer las cosas que quería hacer.

No había tiempo para que planeara su futura visión del ver. ¡Ahí *estaba*! Se estaba preparando a salir de viaje a Europa para visitar los museos que siempre había querido ver, y estaba planeando un viaje a California para ver la costa y a sus familiares. Linda estaba amontonando tantas actividades como podía, dándole a sus ojos y a su visión un verdadero festín. Ya no prefería ser una víctima pasiva, diciendo que no tenía tiempo o dinero. Era la realidad. ¡Su vida importaba *ahora*!

La de Linda era una enfermedad rara, progresiva, que provocaba un enorme deterioro de la retina. Aunque Linda estaba motivada para ayudarse a sí misma, las terapias complementarias se iniciaron demasiado tarde y no fueron realizadas totalmente.

Unos meses después, visité a Linda para que me diera un masaje. La sensibilidad que había desarrollado a través de sus manos realizó magia en mi pecho y alrededor del corazón. Como resultado de su ceguera, había desarrollado realmente su capacidad de sentir. Su vida seguía transformándose. Linda se apoderaba del momento, usando su ceguera para concretar su sueño de estar más cerca de las personas. Eligió el oasis. Su vida diaria se convirtió en la representación y no sólo en el ensayo final.

Enfrentar la resistencia puede ser uno de los pasos más atemorizantes en el descubrimiento del poder que hay detrás de sus ojos. Recuerde la afirmación anterior acerca de lo que quiere. Ahora agregue una que está un poco más orientada hacia la acción: "Respecto a mis ojos y mi visión, lo que quiero es... y *para lograrlo mi intención es...*"

Es la intención lo que hace que un nuevo trabajo, una nueva relación, un nuevo hogar o el abandono de los lentes de contacto sea más que una posibilidad. ¿Qué es lo que está realmente dispuesto a hacer para que algo suceda? Si antes ha usado sus ojos y su visión en una forma desequilibrada y no-integral, comience algunas actividades de la Terapia Visual Integral que

pueden girar su vieja actitud perceptiva hacia una forma nueva de ver y mirar.
Estos son algunos pasos a seguir:

Escriba sus actividades diarias y clasifíquelas según incluyan (1) mirar a lo lejos (tres metros o más) y (2) mirar de cerca (de dos metros y medio a la distancia del brazo).

¿Cuál es el porcentaje de tiempo que se pasa mirando de estas dos maneras?

Lejos: %   Cerca: %

Si usa lentes de contacto o anteojos, registre el número de horas de vigilia que los usa.

Lentes de contacto: horas
Anteojos de mayor graduación: horas
Anteojos de menor graduación: horas
Visión desnuda: horas

Note el porcentaje de tiempo que usa lentes de contacto y compárelo con la cantidad de tiempo que usa anteojos. ¿Qué porcentaje de tiempo pasa con su visión desnuda?

Si usa lentes de contacto y pasa más del 50 por ciento de su tiempo mirando a distancias cercanas o intermedias, piense en usar anteojos diseñados para 20/40 y úselos para todas las situaciones en que necesita enfocar. Un lente de graduación 20/40 le da un 84 por ciento de claridad y 16 por ciento de borrosidad. Piense en un par de anteojos o en lentes de contacto 20/50 para manejar, especialmente en la noche o en tiempo lluvioso.

Si sólo usa anteojos, siga los mismos procedimientos. Si usa anteojos para leer, haga que disminuyan la graduación para que tenga que mover los objetos un poquito más lejos cuando lee, unos diez a quince centímetros. Si no usa anteojos ni lentes de contacto, piense en taparse un ojo. Si experimenta diferencias de claridad entre los ojos, cubra el más claro de los dos con un parche. Si no hay diferencias en la claridad con su visión desnuda, cubra el ojo Harry o el Sally, dependiendo de cuál de sus percepciones desee acentuar.

Hay que considerar algunos lineamientos básicos para taparse un ojo: use el parche solamente durante situaciones que no ponen en riesgo la vida. Y programe un "tiempo de uso" con incrementos de quince minutos, comenzando con media hora y sin exceder las cuatro horas consecutivas. Usar un parche durante periodos más largos puede dar por resultado una disminución en la agudeza visual del ojo cubierto. Un terapeuta de la visión, un educador o un optometrista conductista pueden sugerirle formas adicionales para que se cubra un ojo.

El poder detrás de sus ojos

He visto ocurrir milagros a partir de esta poderosa modalidad de la Terapia Visual Integral. Ojos anteriormente "perezosos" comienzan a volver perceptivamente a la vida, como una flor de primavera que se abre al sol. Se enciende el poder que hay detrás de sus ojos, de manera que el ojo, el nervio y el tejido muscular que estaban durmiendo reciben estimulación. He visto personas con lentes gruesos, miopes, hipermétropes y astigmáticos, que redujeron las graduaciones en un tercio y hasta en la mitad, y en algunos casos, que dejaronlos anteojos para siempre.

Susan

Susan, de sesenta y nueve años, ya había tenido una importante experiencia de autocuración. Se había curado un cáncer, a pesar de la sentencia de muerte de su doctor. Solamente un poco hipermétrope, se preocupó cuando su oftalmólogo le diagnosticó una catarata en el ojo izquierdo. Me consultó para comenzar en su casa un programa de Terapia Visual Integral para mejorar su visión.

Al principio, Susan cubrió su ojo derecho con un parche para experimentar plenamente su percepción a través de Sally. Emergieron muchos sentimientos poderosos. Luego, usando la carta de agudeza visual, comenzó a notar las veces en que sus ojos se volvían inmóviles y miraban fijamente. Mediante la respiración y permitiéndoles a sus ojos que se movieran, tuvo acceso a sus sentimientos y comenzó a ver más.

Susan aumentó su ingesta de vitamina C y comió fruta fresca, verduras de hojas verdes y vegetales marinos tales como el arame y el hijiki (una fuente excelente de minerales residuales). También visualizó que el material de la catarata se disolvía. Susan pronto descubrió algo más de su propia verdad emocional y su poder femenino.

Después de seis meses, la condición de su visión había mejorado más del 60 por ciento (es decir, aumentó su percepción a través del ojo izquierdo). Ahora se está controlando con su oftalmólogo para determinar si también hay cambios estructurales y mejoras en el ojo.

Cuando llegó a la Terapia Visual Integral, Susan traía la fuerte intención de curar su visión y llevar una vida plenamente productiva. Actualmente, Susan trabaja para una institución que ayuda a las personas a enfrentar el cáncer, usando sus habilidades y su experiencia personal para darles energía a otras personas con enfermedades mortales. Tal energía parece ser clave para revelar al mundo la visión de uno.

Como expliqué en el capítulo 1, una graduación modificada de los lentes altera el patrón habitual de *mirar* más que *ver*. El manejo de su intención en la

¿Qué desea?

vida necesita de mirar y de ver. Crear un poquito de borrosidad lo pone al borde de su zona de comodidad. Cuando se desliza en momentos de inconciencia visual, la mayor borrosidad le pedirá que despierte. Su nuevo estado de conciencia requiere vigilancia visual. Una graduación más débil le permite experimentar los beneficios de los aspectos borrosidad/claridad de su visión desnuda. Los anteojos de fuerte graduación eliminan la borrosidad que permite que usted vea en otra dimensión.

Mi borrosidad y doble visión me permiten ver la energía que emana alrededor del rostro de mis pacientes. Conecto sus palabras con lo que veo en la borrosidad medida. Pase tiempo con su borrosidad. ¿Qué descubre? ¿Qué puede ver de modo diferente y crear en su vida hogareña que le dará tiempo y espacio cotidianos y una vista más aguda? Su reacción a la borrosidad es significativamente mayor que su ilusión de lo mala que es. Hay grados de borrosidad. Aprenda a no comparar la pequeña borrosidad de la graduación más débil de los lentes con la borrosidad que experimenta usualmente cuando está sin sus anteojos o lentes de contacto. Relájese respirando y pestañeando.

En mi propio caso, una vez que comencé la Terapia Visual Integral observé la variabilidad de mi visión doble cuando alguna influencia externa me molestaba, o cuando comía alimentos inadecuados o hacía ejercicios aeróbicos. Cuando llegué a pensar claro y expresé mi intención de no vivir de manera inconsciente, mi visión doble se hizo menos frecuente. De la misma manera, si tiene visión borrosa, puede hacer esta prueba usted mismo, usando las cartas especialmente diseñadas para miopía e hipermetropía. Mis pacientes notan que su visión borrosa varía en la medida en que crece y decrece su compromiso de ser claros en su vida.

Sam

Sam expresó sus intenciones de controlar más su visión deteriorada, y adquirió unos lentes de graduación 20/40. Cuando le pedí que se dedicara a los juegos visuales durante quince minutos al día, vaciló. Mencioné que la borrosidad creciente que estaba experimentando mientras miraba a través de sus anteojos nuevos lo molestaría más si no concretaba su intención de llevar percepciones claras a su vida.

En un par de meses telefoneó, quejándose de que le estaba molestando la borrosidad y que quería nuevamente anteojos más fuertes.

La borrosidad resulta de un aumento en la dispersión de luz sobre la retina, que exige que *vea* más los puntos ciegos de su vida. Si no está decidido a enfrentarse a estos problemas centrales, los lentes y los procedimientos de la Terapia Visual Integral pueden ser molestos e inquietantes.

El poder detrás de sus ojos

Peter

Peter, ingeniero, estaba cerca de los cincuenta años cuando oyó hablar de la Terapia Visual Integral. Al principio practicó pasarse un tiempo sin sus gruesos anteojos. No podía ver la E grande en la carta de agudeza visual de su médico sin usar los anteojos. Encontró un comprensivo optometrista de la terapia de la visión que disminuyó la graduación de sus anteojos. Su éxito está resumido en una carta que me escribió:

He usado anteojos aproximadamente durante cuarenta años, y hasta hace cerca de un año, siempre creí que la única forma en que podía ver adecuadamente era mediante el uso de anteojos, o hacerme una operación de las córneas. He descubierto que ése no es el caso, y existen procedimientos naturales para mejorar la visión. Lo que es más, puede ser absolutamente embriagante experimentar el proceso de mejoramiento de la visión, en particular después de haber sido condicionado para creer que la única respuesta eran los anteojos o una operación.

En mi caso, hace un año mi visión era 20/400, y mis anteojos tenían una graduación de -4.50 dioptrías, con todo y bifocales y prismas para compensar mi visión doble. Era totalmente dependiente de mis anteojos. Mi visión actual es de alrededor de 20/80 (un 58.5 por ciento de claridad) a 20/100 (48.9 por ciento de claridad), y la graduación de mis lentes es de -2.50 dioptrías, sin prisma ni bifocales. Mis ojos todavía están mejorando, y tengo confianza en que llegaré a un punto en que pueda funcionar casi totalmente sin anteojos. También deseo subrayar que no me he hecho ninguna operación en los ojos, aunque en el pasado calificados oculistas sugirieron que podría necesitar una operación para aclarar mi visión doble.

Desde entonces, Peter ha continuado teniendo mejoría y ahora hay veces, durante periodos de sol brillante, en las que ve lo bastante bien como para conducir legalmente. Este tipo de mejoría de la visión es muy común en personas sumamente motivadas como Peter. En su última visita, orgullosamente presentó un gráfico computarizado que mostraba la mejoría.

Desde un punto de vista científico, hay en juego dos variables clave cuando comienza a mejorar la visión. La medición de las variables ópticas en el ojo, llamada refracción, determina la graduación de los lentes que se va a llevar en los anteojos o en los lentes de contacto. (El poder de refracción de los lentes correctivos se mide en dioptrías, unidades que aumentan y disminuyen en intervalos de un cuarto. Cuanto más alto el número, más fuerte el lente. Un signo más antes del número indica una corrección por hipermetropía, un signo menos, por miopía). Pensará que ésta es una medida de la estructura del ojo.

Los resultados de su *mirada* a una carta de agudeza visual, como la que presenté, indican su capacidad perceptiva para *ver*. Ésta es una medición funcional de su visión y no necesariamente se correlaciona con el resultado estructural.

De hecho, es normal ver resultados estructurales equivalentes entre dos personas, y sin embargo pueden tener hasta una diferencia del 60 por ciento en las mediciones funcionales de la carta de agudeza visual. Es por esto que quizá encuentre que su doctor invalida la mejoría de su visión en la carta; la refracción del globo del ojo quizá no haya cambiado significativamente. Esto es muy común.

Los descubrimientos de mi investigación, que ahora están sustanciados por pruebas clínicas por lo menos de otros treinta optometristas, indican que la estructura del ojo cambia mucho después de las mejorías en la carta. A veces toma nueve meses para que las mediciones del ojo registren su primer cambio.

En un estudio doble-ciego realizado en el Colegio de Optometría de la Universidad del Pacífico, de Oregón, en 1982, se midió un promedio de un 30 por ciento de mejoría en la vista de un grupo de cuarenta y cuatro personas durante un periodo experimental de tres semanas de Terapia Visual Integral. Se registraron las mediciones refractivas y, a diferencia de las mejorías perceptivas de la vista, los resultados estructurales *no* eran estadísticamente diferentes después de tres semanas. Un grupo de control, cuyos miembros se sometieron a las mismas pruebas sin el tratamiento, no mostró las mismas mejorías estadísticamente significativas. Aun después de haber recibido la misma terapia visual que el grupo experimental, pero sin el apoyo intensivo, los resultados se mantuvieron por debajo de un nivel significativo. Los resultados de este estudio se presentaron en la reunión de la Academia Americana de Optometría de 1982, en Chicago, y el estudio fue publicado posteriormente en mi libro *Ver sin anteojos*.

Joanne

La graduación original de los anteojos de Joanne era -10.50 con -1.25 dioptrías de astigmatismo. Jamás andaba sin sus anteojos, porque era incapaz de usar lentes de contacto. Incorporó una Terapia Visual Integral en su hogar, y, después de cuatro años, el astigmatismo había desaparecido y la miopía había bajado a -5.00. Estos fueron cambios estructurales reales, verificados por un optometrista que no estaba administrando el programa de terapia visual. Joanne también había reducido el uso de los anteojos en un 85 por ciento.

Es común que los individuos con grados de miopía y astigmatismo menores a los de Joanne abandonen totalmente los anteojos una vez que han integrado a su vida la terapia visual, porque tienen que eliminar de adelante de sus ojos menos filtros dióptricos (los lentes que ocultan la verdad perceptiva del pasado). En los casos de hipermetropía o presbicia, las medidas dióptricas se pueden reducir más rápido, dependiendo de la edad de la persona. Después de los cuarenta años, el proceso es un poco más complicado a causa de los cambios en la visión de cerca. La evidencia clínica sugiere que la terapia de la visión puede mejorar la función visual. Los beneficios acumulados impiden las distorsiones estructurales y las enfermedades futuras, cuando se continúan las prácticas diariamente.

Mientras se practica la Terapia Visual Integral, es fácil quedarse atrapado en sólo tratar de entender los cambios numéricos de las variables ópticas. Pero recuerde, su verdadero propósito es integrar a su vida nuevas maneras de *ver*. Comprenda lo que sus ojos están tratando de decirle. Descanse sus ojos, respire y manténgase presente. Trabaje para *ver* mediante su corazón. Practique para *mirar* con bondad todo lo que hay en su vida. Ésta es la manera más profunda de crear los mejores resultados.

La rendición al temor

Uno de mis mayores temores en la vida era abrirme y mostrarme vulnerable. Mi entrenamiento profesional me había enseñado a ser el sanador invencible. No tenía que exponer mi humanidad ni mi fragilidad emocional.

Alrededor de los treinta y cinco años, en cierto sentido, yo había alcanzado el pináculo de mi carrera en optometría clínica y académica. Sin embargo, me sentía vacío, mi corazón estaba cerrado y anhelaba una manera diferente de relacionarme con las personas y con la vida.

Comencé por rodearme de conocidos y amigos que estaban dispuestos a compartir honestamente las percepciones que tenían de mí. Mi visión doble estaba disminuyendo, pero seguía necesitando liberar el poder de mi intuición, mi creatividad y la conexión de mi corazón.

Modifiqué más aún mi alimentación y disfruté el ritual de preparar la comida. Como creía que la carne roja no era un alimento saludable, había estado siguiendo una dieta vegetariana, pero como escuchaba y sentía lo que necesitaba mi cuerpo, utilicé mi conocimiento de la alimentación sana en una forma menos restringida e incluí en mi dieta carne orgánica y de cacería. El consumo de los alimentos se convirtió en una ceremonia de celebración y nutrición. Busqué fisicoculturistas quienes, por medio del masaje, la manipulación estructural y la acupresión, me permitieron abrir las puertas físicas de mis músculos.

¿Qué desea?

Profundicé mi comprensión de la relación entre mis estados emocionales, mi percepción y mi escoliosis (curvatura de la columna). Hice que terapeutas de la visión me condujeran en experiencias en las que ya no pude seguir negando mis percepciones distorsionadas. Una de las experiencias más fuertes ocurrió en el consultorio del optometrista retirado Robert Pepper.

El doctor Pepper tiene en su consultorio un trampolín de tamaño olímpico. Durante la sexta sesión de un programa de doce, yo estaba saltando sobre el trampolín mientras él proyectaba en una pantalla secuencias de cinco números a una velocidad que variaba de 1/10 de segundo a 1/250 de segundo. Yo decía la secuencia de números que veía mientras rebotaba. Estaba obteniendo un 80 por ciento de respuestas correctas hasta que el doctor Pepper proyectó una secuencia mientras mis pies estaban todavía sobre el trampolín, por oposición a estar en el aire. Esta variación de la rutina alteró de tal manera mis percepciones que vi los números inclinados en ángulo oblicuo. Mi personalidad tomó el control, y le pedí al doctor Pepper que enfocara el proyector. Dijo que no había cambiado el foco.

La experiencia fue muy humillante, y me di cuenta de que, en un momento de angustia y sintiéndome fuera de control, había distorsionado mi percepción en la misma dirección oblicua de mi astigmatismo. Esta retroalimentación valió todo el programa. Me derrumbé sobre la estera y, después de sentir intensamente durante un momento, hice la promesa de ver la verdad. Reivindiqué mi poder y juré observar las futuras distorsiones de mi visión, o la forma en que *veo* la vida.

El temor nos congela. Vemos las luces intermitentes rojo y azul, comienza el sudor y nos volvemos como niños que tienen que enfrentarse al director. En lugar de ser responsables y asumir la responsabilidad de nuestras acciones, podemos negar nuestros actos y tratar de alejarnos de la situación. Si tenemos éxito, le damos palmaditas en la espalda a nuestra personalidad y salimos corriendo de vuelta a la vida.

Un día, mirando las marcas específicas del iris de un paciente, comencé a contar todas las variaciones posibles del miedo: abandono, separación, rechazo, pérdida del amor, pobreza, castigo, ataque, cambio, abuso, oscuridad, ceguera, demonios, caída, locura, humillación, errores, fracaso y muerte. Es sorprendente cómo el miedo puede dominar nuestras percepciones y afectar nuestras vidas. El libro de Susan Jeffer, *Sienta miedo y hágalo de todos modos*, ha ayudado a muchos de nosotros a considerar al miedo bajo una nueva luz. Les enseño a mis pacientes un proceso que profundiza en esta idea.

Ponga su índice y su dedo medio bajo la muñeca para encontrarse el pulso.

El poder detrás de sus ojos

Ahora, considere la anterior lista de temores y elija la cosa a la que más le teme. Un temor común que mis pacientes comparten es el temor a la separación o a la pérdida del amor. Cuando siente el temor, ¿varía su pulso? Note el cambio y luego piense en algo excitante de su vida; sienta de nuevo para ver si hay cambios. Generalmente, no hay un cambio significativo en los niveles del pulso entre el temor y la excitación, lo que sugiere que nuestros cuerpos no conocen la diferencia. Sólo nuestra personalidad, o estado de supervivencia, conoce la diferencia.

El poder curativo es el interruptor de nuestra mente que nos permite generar una sensación de excitación en lugar de temor. Tome un hecho negativo como una oportunidad, más que como una crisis. El giro en nuestras percepciones estimula esta transformación interior.

Carol

Carol veía su vida en dos partes distintas: su deseo de seguir su carrera como profesora de teatro en la universidad y el de mantener su relación fundamental con la persona con quien vivía desde hacía diez años. La intensidad de foco que necesitaba para su carrera forzaba el equilibrio entre estos dos deseos. Para Carol, el primer indicio de derrumbe había ocurrido diez años antes, cuando un día su cuerpo le envió una señal de advertencia llamada parálisis de Bell. Un nervio principal del cerebro quedó paralizado, y todo el lado izquierdo de la cara de Carol quedó inmóvil. A los treinta y cinco años, Carol realizó los pasos necesarios de primeros auxilios para manejar la crisis: buscó diagnósticos médicos y descansó más. Pero su reciente mudanza al otro lado del país y la excitación de su entonces nueva relación le impidieron tomar ninguna decisión "para cambiar la vida". Su crisis tendría que volver en forma de otra situación de emergencia antes de que Carol entendiera el significado del mensaje de su cuerpo. Ella misma reconoció su increíble *necesidad* de actuar y enseñar. La idea de disminuir o detener su actividad la aterrorizaba. La hipermetropía y el astigmatismo de Carol se manifestaban como una borrosidad a lo largo del meridiano perceptivo de la comunicación espiritual. Subconscientemente había tomado la decisión de bloquear la parte espiritual de su existencia, haciendo que el trabajo, trabajo y más trabajo fuera el sustituto que satisficiera sus anhelos interiores. Pero ¿por qué? ¿Qué era lo que estaba evitando? Esto sólo se revelaría diez años después, cuando "se quedó sin aire". Aplicó sus frenos físicos cuando experimentó visión doble, principalmente a distancias de dos metros y medio o más. Su dependencia de los anteojos comenzó a aumentar. La enfermedad que fue su "don" fue un diagnóstico de miastenia grave, una enfermedad ocular con poco o ningún tratamiento disponible en aquel momento. Su visión doble era sumamente perturbadora e inconveniente. Su compañero tenía que llevarla en auto casi veinticinco kilómetros de ida y vuelta al trabajo. Finalmente, Carol vio claramente el mensaje que su cuerpo le estaba dando. Tenía que detenerse y reevaluar su vida.

Por medio de mi interacción con Carol, ella comenzó a ver cómo su astigmatismo estaba pidiéndole a gritos que prestara más atención a su bienestar físico y espiritual. Su hipermetropía era un rebelde empuje hacia el exterior de su personalidad, que se enfocaba más allá de su yo interno, en su carrera y sus logros. Poco después de que empezáramos la Terapia Visual Integral, Carol decidió tomar un sabático de nueve meses para iniciar dentro de sí una profunda transformación curativa. Finalmente, le prestó atención a su cuerpo y a sus profundos mensajes interiores. Por primera vez, les permitió a los demás que la ayudaran. Activó su propio poder detrás de sus ojos al permitirse recibir amor y apoyo de cinco personas importantes en su vida. Carol se rindió al temor de quedarse ciega e incapacitada. Desde ese lugar de comprensión, evolucionó a un nuevo y equilibrado estilo de vida. Milagrosamente, su visión doble comenzó a fusionarse en una visión única y más sana a medida que ella integraba a su existencia diaria una percepción unificada de su trabajo y su vida personal.

Mi primera experiencia de convertir el temor en excitación ocurrió cuando mi hija tenía cinco años. Un día visitamos juntos una feria de diversiones. Mientras caminábamos mirando los diferentes juegos y diversiones, Julia señaló una resbaladilla, diciendo que quería ir ahí. Parecía una actividad relativamente tranquila, así que la sostuve fuertemente y fuimos hacia abajo. El repetir el deslizamiento algunas veces le abrió el apetito por un juego más arriesgado. Señaló un juego más rápido y, tal como yo lo percibí, más peligroso para una niña de cinco años, y uno al que tendría que ir sola. Estuve a punto de decir que no, dándome cuenta de que Julia estaba sintiendo entusiasmo y que yo estaba temiendo que se cayera y se lastimara.

¡Estaba enfocando el vaso medio vacío! Cambié mi proceso perceptivo y dije que sí. Se colgó como si le fuera la vida, gritando y pasándola fantásticamente bien. Recordé una vez, cuando yo tenía ocho años, cuando mi madre tuvo que sacarme de un juego como éste porque yo estaba vomitando. Cuando me abrí a esta conexión, sentí que mi temor disminuía y me sentí cautivado por el entusiasmo de Julia. Un año después, Julia y yo visitamos Disneylandia y me prometí que no excluiríamos ningún juego. Quise hundirme en mis temores y transformarlos en entusiasmo, ¡y lo hicimos!

Capítulo 5

El desafío de la claridad

Ver sin cambios nuestra visión exterior.
—Joseph Chilton Pearce

La gente necesita una sensación de seguridad, un lugar en el que pueda dejar caer sus muros y defensas y hablar sobre lo que realmente está pasando en su vida sin el temor de que alguien vaya a juzgarla o rechazarla.
—Doctor Dean Ornish

Ruido visual

Como seres humanos, pagamos un precio por la asombrosa tecnología que hemos creado. Por conducto de las redes de televisión como la CNN podemos observar de primera mano los relatos de los conflictos del mundo directamente en nuestra sala. Las computadoras nos permiten viajar por todo el mundo, vía correo electrónico, y hablar con nuestros conciudadanos mundiales. Los videojuegos les dan a los niños un medio para desarrollar su coordinación entre la mano y la vista. La mala noticia es que nuestros ojos no están diseñados biológicamente para largos periodos de cualquiera de estas actividades. Podemos desarrollar tensión ocular, y si persiste, se acelera cualquier predisposición a la miopía, hipermetropía o astigmatismo. La cantidad de personas que buscan ayuda para sus ojos y su visión ha aumentado significativamente durante los últimos diez años.

Es fácil caer en una especie de "inconciencia" cuando se está mirando televisión o trabajando en una computadora. Los niños que están jugando videojuegos o mirando películas parecen estar en un trance hipnótico. Los músculos de los ojos pueden quedar fijos en su foco, dando por resultado síntomas de visión borrosa y ojos cansados, irritados y llorosos. La naturaleza repetitiva de la mayoría de los instrumentos electrónicos crea un patrón mental con un solo foco. Con el tiempo, esto produce una forma de hábito mental y nuestro sentido de la visión se embota.

El desafío de la claridad

Los ojos deben moverse para que se estimule la visión, pero, para la mayoría de nosotros, nuestro mundo moderno está lleno de estímulos visuales. ¿Ha notado cuán cansado se siente después de visitar un supermercado o centro comercial lleno de actividad? El medio visual típico relacionado con las compras está diseñado para captar su atención. Su visión consciente es incapaz de hacerle frente a tanto estímulo visual o "ruido visual".

El mismo ataque visual se produce en las grandes ciudades, en los ambientes de trabajo y, tristemente, en las escuelas. En la mayoría de los casos, los ojos de un escolar están sobrecargados de estímulos visuales provenientes de libros, pizarrones, monitores de video y microfichas. La reacción natural es cancelar la visión foveal y dejar de mirar, pero el desafío es que la retina sigue siendo bombardeada con mucho de ese ruido visual, de manera que podemos seguir sintiéndonos exhaustos. Compare este tipo de estímulo con el que hay en la naturaleza, donde los ojos pueden vagar suavemente por la verde vegetación, el agua que corre y el terreno arenoso o escabroso u ondulado, deteniéndose a enfocarse en cualquier cosa que estimule nuestro interés en ese momento. Esta manera natural de usar los ojos apoya la integridad de la función visual. Se puede usar constructivamente el mismo ruido visual que provoca la clausura de la visión foveal. Si estamos dispuestos a asumir cierta responsabilidad, podemos proteger nuestros ojos y nuestra visión sin tener que abandonar nuestras computadoras, televisión y videojuegos. Tomar descansos frecuentes y practicar juegos visuales puede estimular la relajación y fomentar una condición de alto nivel de la visión.

Cuando sienta que su mente está vagando y que los ojos se están sintiendo cansados, soñolientos o irritados, tome un descanso. Cuando esté usando los ojos en ambientes visuales de alta tecnología, hasta podría poner una alarma cada treinta o sesenta minutos. Este sistema de alarma será un recordatorio para tomar un descanso. Sus ojos adorarán el descanso. Cuando suene la alarma, cubra los ojos y palméelos durante por lo menos cinco respiraciones completas y continuas.

Personalmente, estoy agradecido a este ruido visual, ahora que estoy más consciente de la sensibilidad de mis ojos y mi visión. Antes de trabajar en una computadora, rara vez me detenía durante el día para respirar o cubrir los ojos con las manos. Ahora, frecuentemente dejo el escritorio para estirar el cuerpo y mirar por una ventana. Haga esta prueba: haga que su mente deje el trabajo que tiene entre manos y tómese unas vacaciones imaginarias en Grecia: arena cálida, sol ardiente y relajación para su rostro y ojos. Después de palmearlos, pase un momento mirando a la distancia, preferiblemente por una ventana.

El poder detrás de sus ojos

Deje que su atención y foco se vayan a la distancia y contemplen el verano, las vacaciones, la natación y la diversión.

De vuelta en la pantalla de la computadora, haga que sus ojos practiquen un juego de recorrido cada treinta minutos: coloque etiquetas de colores brillantes en las cuatro esquinas del monitor o pantalla. Imagine que sus ojos son como un insecto que puede saltar de una esquina a la otra. Cuando salte, respire y disfrute el movimiento. Mientras se están moviendo, sus ojos están bajo menor tensión y no se sentirá tentado a tratar de ver nada. Nuevamente, mire más allá del área inmediata del espacio cercano, hacia la distancia.

Sus ojos y los estados de enfermedad o salud presentan oportunidades para desarrollarse como persona. Trate la Terapia Visual Integral como un ritual de ingreso a un nivel superior de conciencia. Los problemas se transforman en desafíos, y el elemento de excitación se agrega a la jornada de su vida diaria. El resultado es más energía e iluminación proveniente del interior.

Observe su vida diaria para descubrir comportamientos automáticos. ¿Sigue la misma rutina? Si es así, su visión necesita un estímulo, un cambio de ritmo. La parte creativa de su mente puede generar soluciones para acabar con cualquier patrón de hábitos. Los juegos visuales que está aprendiendo son una manera creativa de restablecer en su vida formas equilibradas de mirar (hacer) y de ver (ser).

¿Por qué, como cultura, hemos creado un mundo de ruido visual? ¿Cómo contribuyen estas distracciones exteriores a quitarnos parte de nuestra esencia? Considere cómo el ruido visual ha alterado la familia tradicional. No es raro que los niños tengan su propio televisor en su recámara. Su sensibilidad visual está sofocada por la información sobre cosas innecesarias que se pueden comprar. Los miembros de la familia acostumbraban pasarse horas compartiendo historias familiares. Las habilidades se transmitían por medio de relatos, las familias participaban en actividades centradas en el hogar y sus miembros cultivaban juntos la tierra y sembraban las cosechas. Cazar, edificar casas y pasar tiempo al aire libre estimulaban los ojos y la visión.

Ahora sentimos que hay buenas razones para estar renuentes a pasar demasiado tiempo al aire libre: el sol podría dañarnos la piel, podrían secuestrar a nuestros hijos o un desconocido podría asaltarnos. Nuestras percepciones han asumido una postura defensiva. Sentimos que necesitamos defendernos del vendedor, del que hace propaganda en la puerta o del mendigo de la calle. Esta manera de ser prepara al sistema nervioso autónomo para actuar a la defensiva. Se conecta la respuesta de lucha o huida y la función de nuestros ojos está controlada por un sistema nervioso que trabaja en respuesta al miedo. Esto

El desafío de la claridad

inclina la balanza hacia la parte de la personalidad de su mente.

Cuando las personas perciben que el mundo es hostil, imaginan que hay fuerzas exteriores que les atacan. El enemigo anterior fue el animal salvaje. Hoy es la hora pico del tránsito, el perro ladrador del vecino, un estéreo estridente. Estas percepciones exacerban la sensación de estar solo y combatiendo a un mundo de enemigos. Sus percepciones están embotadas por el ruido visual, y sus ojos comienzan a ver desde la posición de una "víctima" temerosa.

Use la respiración integral para recuperar su poder como ser humano. Reconozca cómo ayudan las comodidades de la vida moderna, pero pase algún tiempo *sin* ver televisión, sin leer ni trabajar en una computadora. Camine por un paisaje natural, mire un río, un lago, el océano, o pasee por una montaña. Lleve a sus ojos experiencias variadas. Sienta que la energía de la naturaleza carga sus "baterías visuales". Déle a su alma una oportunidad para que se asome la próxima vez que se enfrente al ruido de su mundo visual. Cada momento es una oportunidad para estimular y relajar su visión.

Dolly

Dolly vino a verme en busca de ayuda para su miopía. En una exhaustiva entrevista y examen, descubrimos que el inicio de la miopía de Dolly coincidió con el divorcio de sus padres, hacía más de veinte años. El divorcio había dejado a Dolly desgarrada entre sus dos padres. Después del divorcio, Dolly se concentró exageradamente en su independencia. También juró que un día tendría un esposo y una familia maravillosa.

Terapeuta, Dolly tenía ahora una edad en la que sentía la presión cultural de casarse y tener hijos. Ver a sus amigas con sus familias la hacía sentirse inquieta por su propio futuro. Dolly se había asegurado una educación y había comprado su propia casa. Ahora tenía la idea de iniciar un nuevo camino al abrir su consultorio privado y trabajar en su casa.

Dolly había iniciado y terminado varias relaciones, pero cuando conoció a Gary sintió que había encontrado a un hombre con el que podía compartir su alma en matrimonio. Sin embargo, había complicaciones. Gary estaba casado y tenía dos hijas pequeñas. Como es costumbre en las primeras etapas de una relación nueva, el fuego del cortejo cegó a Dolly respecto a lo difícil de la situación. Gary prometió divorciarse de su esposa y casarse con Dolly, pero tenía que mantener a sus dos hijas contando con un ingreso limitado. Dolly quería desesperadamente tener un hombre al que pudiera amar y cuidar, y temía que quizá no pudiera encontrar al hombre de su vida a tiempo de tener hijos. Invitó a Gary a que fuera a vivir a su casa (aunque él y su esposa todavía no estaban divorciados) porque él no tenía dinero suficiente para tener su propia casa. Ahora el espacio de la casa de Dolly destinado a ser su nuevo consultorio quedó ocupado con las posesiones de Gary, incluyendo una cama de agua de gran tamaño. Todos los sueños de ser una profesional independiente quedaron en segundo lugar. Gary estaba muy cómodo en su nueva casa. Se estancó el progreso en la visión de Dolly. Gary le propuso matrimonio y le regaló un anillo de brillantes. Dolly amaba a Gary y sentía que había hallado su alma gemela, pero durante los seis meses siguientes se sintió cada vez más frustrada.

La condición de la vista de Dolly se mantuvo igual con la prescripción más débil de sus lentes, 20/40, y no había hecho ningún progreso en su nueva carrera. La falta de mayor claridad en la visión, a pesar de la prescripción de los lentes como parte de la terapia visual, fue el indicador que necesitaba. Dolly se dio cuenta de que su alma le estaba pidiendo un cambio. Necesitaba ingresar a su poder y *ver* la realidad de lo que había creado. Una vez que Dolly asumió la claridad de su visión, avanzó muy rápido. ¡Le pidió a Gary que se fuera, con todo y cama de agua!

El progreso visual de Dolly se aceleró y realmente ha tomado el control de su vida... que todavía incluye a Gary, pero en una relación en la que ambos son fuertes de manera independiente.

La historia de Dolly ilustra el beneficio de buscar el equilibrio entre nuestros deseos personales de relaciones y carreras. El ruido visual que creamos en nuestra vida, y las adicciones que comenzamos a ver, pueden servir como una luz roja de advertencia para que recobremos el equilibrio entre las partes de nuestra vida que corresponden al hacer y al ser.

Vea sus adicciones

Nuestro mundo visual se ha vuelto saturado de cosas. Producimos toneladas de artículos que atiborran nuestros hogares, oficinas y ciudades. El mundo materialista grita: ¡Mírame! Nuestro foco está fuera de nosotros, se halla en nuestras carreras, relaciones y en las cosas que podemos comprar para satisfacer nuestras personalidades temerosas. La receta moderna para la salud y la felicidad es llenarnos de comida procesada, cubrir nuestros cuerpos de telas sintéticas y rodearnos de chatarra. Nuestro aspecto se ha vuelto más importante que nuestros sentimientos. Ropas de diseñador, cosméticos, autos de lujo importados y grandes casas son las ilusiones del éxito. Si la presión para tener todo esto es una ilusión, ¿qué es la realidad? En una manera verdaderamente Zen, una vez un maestro me dijo: "Pasa algunos años contemplando estas preguntas":

El desafío de la claridad

* Al final del día, ¿qué te trae serenidad interior?
* ¿Qué aspectos de tu vida te conectan con tu alma?
* En tu vida diaria, ¿cuándo te presionas para tener ciertas cosas materiales?
* En un día y semana típicos de tu vida, ¿cuándo experimentas que estás feliz y lleno de luz?
* ¿Qué necesitas poseer del mundo exterior para sentir que tienes poder?
* ¿En qué malgastas tu poder?

Anne Wilson Schaef, en su libro notable *Cuando la sociedad se vuelve adicta*, se pregunta si nuestros estilos de vida y problemas sin resolver conducen a patrones de comportamiento adictivos. Quizá, mirar fuera de nosotros mismos en busca de soluciones a los problemas de nuestra vida es una forma de adicción visual. La fijación externa y prolongada de la fovea ("en busca de la respuesta") lleva a la fatiga ocular y mental. Es un trabajo arduo enfocarse hacia afuera. A medida que domine la respiración integral y la observación de la llama de una vela, notará cuánto más relajante es mirar hacia adentro. Ver con el alma es menos fatigoso que buscar respuestas mediante su personalidad, que se basa en la supervivencia. La intención de la Terapia Visual Integral es permitirle *ver* más a menudo a través de los filtros de su alma y menos a menudo a través de su personalidad.

Sus ojos están diseñados para enfocarse en la vida sin esfuerzo, lo que requiere moverlos. Uno de mis juegos visuales favoritos es "Ojos movedizos". Mientras mira una de las cartas de agudeza visual, comience a mover sus ojos de una letra a la otra, como si saltara de una piedra a la siguiente mientras cruza un arroyo.

Practique ahora este ejercicio: haga que bailen sus ojos deteniéndose en puntos diferentes de la carta de agudeza visual, adquiriendo la habilidad de moverlos. Practique mientras habla por teléfono.

Mientras conversa con un amigo, deje que sus ojos bailen de los ojos a la nariz, orejas, cejas, boca y mejillas. Note si su capacidad para hacerlo cambia su foco. Respire y pestañee. Comience a sentirse relajado mientras trata con el mundo. No es necesario que viva en una cueva para liberarse de la presión de ver. Lleve a su conciencia estos principios de la Terapia Visual Integral. Cada vez que rompa con su forma habitual de *mirar*, está reanimando su poder. Disfrute los beneficios de la visión equilibrada mientras elimina sus gruesos anteojos y sus ojos, su cerebro y su mente se relajan durante el día. A medida que se vuelve mentalmente relajado y claro, celebre sus nuevas percepciones de los desafíos que enfrenta en la vida.

El poder detrás de sus ojos

Usando esta lista como guía, observe cómo usa los ojos durante el día en estas situaciones:

* Al ir al trabajo
* Al conducir un auto
* Ante su escritorio
* Conversando con las personas
* Al estar con sus hijos
* Al leer
* Al mirar televisión
* Usando una computadora
* Hablando por teléfono

¿Qué le están revelando sus ojos? ¿Qué patrones adictivos lo mantienen acelerando en el camino, ocupado con *hacer* cosas en la vida y perdiéndose la belleza que lo rodea? Una adicción es un patrón de conducta para proteger sus sentimientos. Vender el alma es otra forma de adicción. Identifique y anote sus patrones adictivos y luego haga nuevamente la pregunta: "¿Qué es lo que quiero?" Por su vida, admita la verdad.

En la atención de la vista, la mayor adicción es la prescripción indiscriminada de anteojos potentes. Es una desgracia que la mayoría de los optometristas y oftalmólogos no sean sensibles a la idea de que los anteojos son un instrumento adictivo. La mayoría de las personas a quienes se les recetan anteojos terminan necesitando otros más poderosos la vez siguiente que les examinan los ojos. Entonces están en las garras de la segunda mayor adicción: la ciega aceptación de un lente recetado como la única solución a un problema de visión. Probablemente, le han dicho que use los anteojos porque "le corregirán la visión". Lo que realmente está diciendo el doctor es que los anteojos *compensarán* su visión borrosa.

Un lente artificial es una receta de un optometrista u oculista. La potencia de un medicamento recetado está cuidadosamente regulada para evitar que usted se vuelva adicto a la sustancia. ¿No es tiempo de que cuestione la potencia de los lentes que tiene frente a sus ojos? Los anteojos recetados que son demasiado potentes crean la ilusión adictiva de que el mundo es perfectamente claro.

Creo que, para la mayoría de las personas, los anteojos potentes imponen una visión limitada, no-multidimensional. Sus fuertes anteojos recetados mantienen reprimida el alma. Su visión está dominada por su concentración en el plano material, foveal, lógico. Sus percepciones emocionales, sensibles, conec-

El desafío de la claridad

tadas con el corazón, comienzan a padecer. Se desintegra su visión simultánea con los dos ojos, y se profundiza la separación entre sus percepciones relacionadas con el alma y la personalidad. Esto sucede para despertarlo a la necesidad de ver más allá de los parámetros físicos que piensa que son posibles. La visión con ambos ojos es un escalón hacia niveles superiores del ver en los que el alma y la personalidad se integran más.

La fuerza causal que está detrás del desarrollo de la Terapia Visual Integral es la receta de anteojos. Después de diez años de observar la necesidad de aumentar la potencia de los lentes de los pacientes, decidí introducir un método de prueba de los dos ojos, muy respetado. Aunque el sistema de examen de los dos ojos se enseña en la mayor parte de los programas de doctorado en terapia visual, en realidad pocos optometristas hacen el examen con los dos ojos abiertos al mismo tiempo. Generalmente cubren un ojo y examinan el que está abierto. En mi experiencia, esta forma de prueba es antinatural y lleva a prescripciones innecesariamente potentes. Descubrí esto durante mis primeros años de práctica, cuando reconocí que en un número significativo de casos la prescripción de lentes compensatorios potentes para uso constante, que yo realizaba rutinariamente, provocaba una alteración en la visión simultánea. Me di cuenta de que *mi* adicción a hacer que mis pacientes vieran perfectamente provocaría, a largo plazo, *su* adicción a llevar de continuo anteojos más potentes.

Luego el azar llamó a mi puerta. Un paciente, llamado Saul, un día me preguntó si sabía algo acerca de ejercicios oculares para mejorar la visión. Estaba decidido a ayudar a sus ojos, porque cada año el doctor le daba una prescripción nueva y más potente para su miopía. Mencioné los hallazgos de mis investigaciones sobre la alteración de la visión simultánea, y estuvimos de acuerdo en investigar si una prescripción más débil podría ayudar a fortalecer los ojos de Saul. Redujimos la prescripción de sus lentes de -8.00 a -6.00. El primer resultado asombroso fue que la prescripción más débil permitió que los ojos de Saul se integraran. Nuevamente, usando el método de examen simultáneo, pude examinar el ojo derecho mientras el ojo izquierdo participaba sólo ligeramente. La reducción en la prescripción disminuyó la tensión sobre los dos ojos, de manera que el cerebro y la mente pudieron unir más eficientemente la visión de ambos ojos. Anatómicamente, las foveas de Harry y de Sally estaban en una relación más armoniosa.

La luz que entraba se distribuyó sobre la retina de Saul, permitiéndole integrar sus percepciones y enfocar su mente más exactamente. Saul comentó lo cómodos que le parecían los anteojos menos potentes, aunque su visión lejana era un poco borrosa. Se sentía como un adicto al que habían privado de su sustancia. La prescripción más débil le dio suficiente visión como para poder conducir legalmente, y se sintió con energía. Estaba rompiendo el hábito de usar anteojos más potentes.

Diez días después, recibí una llamada telefónica de Saul. Dijo que su visión parecía muy clara con sus nuevos anteojos. Examiné sus ojos y descubrí que podía usar una nueva prescripción, más débil, de -5.00. En breve tiempo, Saul había tenido acceso a su propio poder interno de 1.00 dioptría. Visualmente, ahora podía llegar un metro más lejos en la vida, es decir, podía ver un metro más allá. Le pregunté si se sentía diferente. Saul dijo que su carrera había tomado un giro; había aceptado un nuevo puesto que era un desafío y se sentía muy seguro de sí a propósito de esta decisión.

Este éxito clínico fue el comienzo del recorrido por la investigación, que lleva quince años. Las pruebas clínicas practicadas a decenas de miles de personas me han convencido, y han convencido a otros optometristas, de la naturaleza adictiva de la mayoría de los lentes compensatorios. Si usted tiene la mente abierta y está decidido a fortalecer e integrar su visión, la prescripción de lentes más débiles es una forma viable y práctica de apartarse de su pasado adictivo. La prescripción de lentes más débiles es un medio natural de biorretroalimentación que lo ayuda a monitorear sus percepciones. Cuando usted *vea* a través de los filtros de la personalidad adictiva, su visión será más borrosa. Si usa la respiración integral, que le permite relajarse y entrar a su corazón, su visión desde el alma será más clara.

El padecimiento conduce a la enfermedad

La medicina alópata se concentra en la presencia de la enfermedad. Algún bicho, virus o bacteria ha invadido su cuerpo y por eso está enfermo. Hay una forma equivalente de atención alópata de la visión: "El globo de su ojo es largo, corto o está deformado, y por eso necesita anteojos. Está envejeciendo, y por eso es que debe usar anteojos para leer. Para su edad, es normal tener manchitas. Para su grado de miopía, es normal tener desprendimientos de retina. La disminución en la capa de ozono es la razón de que tenga cataratas a los treinta y cinco años. Su ojo se voltea porque el músculo está débil." Un optometrista u oftalmólogo muy rara vez considera que la persona puede haber participado en la génesis de su enfermedad.

Los estudios han demostrado que si usted se imagina que en su vida ocurren cosas terribles, disminuye el flujo de sangre hacia el corazón. En un estudio notable sobre enfermedades cardiacas, el médico Dean Ornish ha demostrado que la acumulación de placas de lípidos en las arterias de los pacientes cardiacos se puede revertir cuando ellos hacen un cambio completo y excepcional en su estilo de vida. En *El programa del doctor Ornish para revertir la enfermedad cardiaca*, apunta que, aunque universalmente se reconoce el corazón como la sede de la compasión, el espíritu y el amor humanos, los cardiólogos jamás discuten el corazón en estos términos. Sin embargo, Ornish estimula a sus pacientes a imaginar el bienestar de su corazón. Sostiene que muchas personas sufren, espiritual y emocionalmente, y que las enfermedades del corazón se originan en mantenerse retraído. Siente que las percepciones de la competencia, o emociones tales como una dedicación excesiva, hostilidad y cinismo, pueden liberar hormonas que provocan la constricción de las arterias.

De la misma manera, ¿es posible que el estado de sus ojos sea una manifestación de percepciones torpes? Por torpes quiero decir que usted no sabe cómo integrar las percepciones del alma y de la personalidad. Quizá, mucho antes de que le diagnosticaran su padecimiento hubo señales sutiles de inquietud. Contracciones, entrecejo fruncido, periodos de visión borrosa, dolores momentáneos y pérdida de la visión periférica lateral pudieron haber sido precursores de su problema ocular. Estoy sugiriendo que el inicio de la enfermedad o de los problemas oculares sigue un proceso de desarrollo continuo a lo largo del tiempo. La inquietud precede a la enfermedad. Usted no se despierta repentinamente un día con una enfermedad en los ojos. Nos exponemos a la enfermedad por nuestro estilo de vida deficientemente adaptado.

El ejemplo más impactante es el del glaucoma. Por definición, esta enfermedad está asociada con la acumulación de presión en el ojo, y a menudo está asociada con la alta presión sanguínea. Pero rara vez los oftalmólogos relacionan la presencia del glaucoma con la presión en la *vida* del paciente. Si lo hacen, quizá sugieren simplemente que el paciente necesita llevar un estilo de vida más sedentario.

La forma en que organiza su vida cotidiana, sea un hacer acelerado o un ser más sereno, modificará la condición de su sistema nervioso. Su sistema nervioso autónomo está tratando de buscar el equilibrio. Su objetivo fundamental es preservar la integridad de su sistema endocrino, así como asegurar que su corazón y respiración sean capaces de conservar energía. Dolores, ardores, fatiga y somnolencia son señales sutiles de los ojos que comunican inquietud y signos iniciales de desequilibrio. El enfoque prudente es aprender a leer estas señales y evitar así el paso siguiente, la enfermedad. ¿Por qué esperar hasta que la enfermedad se aparece en el umbral? Practique la observación profunda de sus síntomas oculares, *viendo* cuándo aparecen y notando cualesquiera razones emocionales y/o físicas de su aparición. En este ejercicio necesita

El poder detrás de sus ojos

ser claro y sincero consigo mismo. Descubrirá que la respiración integral, la observación de la vela y el cruzamiento y descruzamiento de los ojos son buenos juegos visuales para practicar antes de la autoexploración introspectiva. ¿Está dispuesto a ser plenamente responsable de su *mirar* y *ver* torpemente los hechos de su vida? Si está dispuesto, entonces la Terapia Visual Integral marcará una diferencia en su vida.

El doctor Smith

Una consulta reciente con el doctor Smith, podólogo, me recordó lo que sucede cuando ignoramos la importancia de la inquietud, y lo importante que es que seamos claros cuando revisamos diferentes opciones de tratamiento. El doctor Smith tenía un largo historial de miopía, que compensó durante muchos años con anteojos. Igual que Stephen, a quien mencioné antes, al doctor Smith le atrajo el enfoque rápido y fácil que ofrecía la cirugía láser para eliminar su miopía. No tomó en cuenta que su padecimiento ocular era una forma de inquietud. Si hubiera entendido mejor por qué tenía el padecimiento, podría haber aprovechado la oportunidad para crecer personalmente. Tal como resultó, necesitó una llamada más fuerte y posterior para despertar y prestar atención. La miopía y astigmatismo del doctor Smith, de -6.00, estaban principalmente en su ojo izquierdo. La situación comenzó cuando era un niño, y representaba la forma distorsionada en que sus ojos registraron lo que estaba sucediendo en su vida. Aunque no puedo revelar los detalles de los hechos que estaban teniendo lugar en esa época, parece que el doctor Smith reaccionó de manera incongruente a través de su ojo derecho e izquierdo. Mientras conservó su capacidad para ver lejos por medio del lado lógico, derecho, de su ser, se retrajo el lado del ojo izquierdo, asociado con los sentimientos, la creatividad y la intuición. Si alguien hubiera sido capaz de ayudarlo a comprender el significado del incidente desde la perspectiva de la esencia del alma, su respuesta perceptiva hubiera sido menos reactiva visualmente, es decir, más diestra e integrada, con menos posibilidad de deformación del globo ocular. En cambio, se animó al niño a usar anteojos, lo que ocultó el mensaje vital que necesitaba su intelecto para fundirse totalmente con su intuición y conducirlo a una visión integrada y a la armonización del alma y la personalidad.

A menos que haya una integración de los dos canales perceptivos de los ojos, existe un desequilibrio entre las partes intelectual e intuitiva de nuestro ser. Esto puede conducir a que la personalidad tenga que dominarnos y protegernos. Entonces, el juego consiste en la supervivencia. Si unos anteojos cada vez más potentes continúan enmascarando la borrosidad de nuestro pasado, no podemos alcanzar plenamente niveles superiores de integración.

El desafío de la claridad

Como la visión del doctor Smith era naturalmente más clara a través de su ojo derecho, su lado lógico y racional dominaba la visión de su vida. Desde la perspectiva del árbol familiar, si su madre hubiera aportado influencias dominantes y ejercido este poder en la vida temprana del niño, él podría haber tomado decisiones perceptivas, y finalmente visuales, para desarrollar más este lado "masculino" racional de su ser.

La menor capacidad de la visión del ojo izquierdo del doctor Smith se mantuvo durante cuarenta años, después se sometió a la cirugía con láser, primero en el ojo izquierdo y después en el derecho. Poco después de la operación del ojo derecho, el ojo izquierdo del doctor Smith mostró un desgarramiento de la retina, que dio por resultado manchas importantes. Finalmente, captó el mensaje de que necesitaba prestar atención a lo que le estaban revelando los ojos. Aunque la cirugía ofrecía una gran esperanza de corregir los desequilibrios de su visión, surgió el problema mayor y más peligroso de las manchas. El doctor Smith hizo una cantidad de cambios positivos en su estilo de vida; no obstante, la distorsión resultante en su visión fue tan intensa que tuvo que dejar de ejercer la podología.

El doctor Smith prefirió no someterse a la Terapia Visual Integral. Su situación me recuerda humildemente que debo prestar atención a todas las inquietudes de mi vida. Cuando reconozco mis dificultades, siento que tengo más claridad. ¿Puede mirar sus inquietudes y seguir desafiándose a ser claro?

Capítulo 6

Lo que se dice es lo que se ve

Observa todas las cosas sin prejuicio y verás la naturaleza misma de lo que estás mirando.

—del tantra de la Luz Floreciente,
un antiguo relato de la tradición Dür Bön del Tibet

Escuchar es liberarse

La forma en que habla de sí mismo es la forma en que *ve* la vida en su mente. A menudo una interferencia en la vista, sea un defecto refractivo o una enfermedad en el ojo, puede rastrearse hasta un lenguaje derrotista, tanto interno como expresado en voz alta. Las perturbaciones de la visión son sus ojos que expresan sus dudas y temores. En este capítulo, demostraremos cómo lo que usted dice se convierte en lo que usted ve. Si descubre que lo que dice no es lo que desea ver, puede restructurar su visión mental. A medida que se vuelva más claro, su vista exhibirá la urgente claridad de su lenguaje.

La manera en que expresamos verbalmente nuestros pensamientos es un área de gran fascinación para mí. A medida que desarrollaba mi propia visión comencé a escucharme hablar. Gran parte de mi comunicación estaba ornada de impresiones negativas. Me desagradó descubrir que mi mente estaba tan llena de pensamientos cínicos. No es sorprendente que fuera tan crítico de lo que veía en mi vida. Uno de los dichos favoritos de mi padre era: "¿Por qué no ves el lado brillante de las cosas?" ¿Cómo podemos ver cuando nuestros pensamientos están acosados por percepciones distorsionadas? El primer paso es escucharnos conversar.

Me resultó difícil. Como ya era un orador público, comencé a grabar mis conferencias. Cuando estuvo disponible la tecnología del video, comencé a videograbar mis presentaciones y escuchaba atentamente cómo fraseaba mis pensamientos. Me di cuenta que, igual que con el entrenamiento de mi visión, necesitaba emplear la disciplina mental para hablar con claridad. Escuché mis conversaciones telefónicas con más atención. Me escuché decir: "No sé, no puedo, espero, trataré, quizá después". También estaba proyectando mucha culpa, insinuando que el mundo "de fuera" era responsable de mis desdichas.

Mi mayor desafío ocurrió en la conversación casual. Aquí fue donde me escuché caer en "autoconversación negativa". Cuando estaba relajado con los amigos, volvía a una manera de hablar indisciplinada. Reconocí que mi discurso carecía de foco e intención. Esto reflejaba mi manera de *mirar* la vida, carente de centro (recuerde que tenía visión doble, y que mi desafío era aprender a cruzar los ojos). Comenzaba un proyecto, como leer un libro, e invariablemente recorría sólo tres cuartas partes del camino antes de abandonar. Hacer la conexión entre mi mente, la forma en que veía las cosas y lo que estaba sucediendo en mi vida fue una revelación.

El clínico francés doctor Alfred Tomatis, pionero en la percepción auditiva, ha documentado que nuestro oído puede estar afectado por hechos emocionales de nuestra vida. El doctor Tomatis analiza el audiograma, el registro de las capacidades auditivas de un paciente, en forma tal que puede identificar el periodo en que pudo haber ocurrido el trauma. Igual que en la terapia de la visión, en la que se hace una distinción entre vista y visión, el doctor Tomatis señala que nuestra capacidad para oír algo no significa necesariamente que tenemos la plena capacidad de escuchar. En el audiograma, las caídas reflejan una razón emocional para no escuchar. El doctor Tomatis superpone sonidos terapéuticos sofisticados a la música clásica que escuchan sus pacientes. Con el tiempo, los pacientes son capaces de aprender más eficientemente, leer más rápido, aprender un segundo y tercer idioma y cantar.

Reconsidere el principio del holismo: cada parte de su ser es un microcosmos del todo. Un pensamiento, una frase casual o una mirada sin importancia afecta probablemente muchas partes de su cerebro. Su meta es integrar estos elementos de su ser total y convertirlos en nuevas percepciones y en un estado de alerta. En esta forma, puede tener acceso a su poder y llevar directamente esta claridad a sus ojos.

Recuerdo cómo escuchaba las canciones siendo jovencito. Oía las palabras pero no podía recordarlas. Mientras estaba practicando el cruzamiento de los ojos. Me adiestré para escuchar y oír, un ejercicio que exigía una concentración similar a la concentración que necesitaba para practicar la terapia de la visión. Pronto comencé a recordar las letras de las canciones. A medida que se integraba mi visión, se profundizaba mi capacidad para recordar. Escuchar las letras se convirtió en una actividad placentera; continuamente visualizaba la magnificencia de las muchas redes de rutas nerviosas que había entre las partes auditivas de mi cerebro y mi visión.

El poder detrás de sus ojos

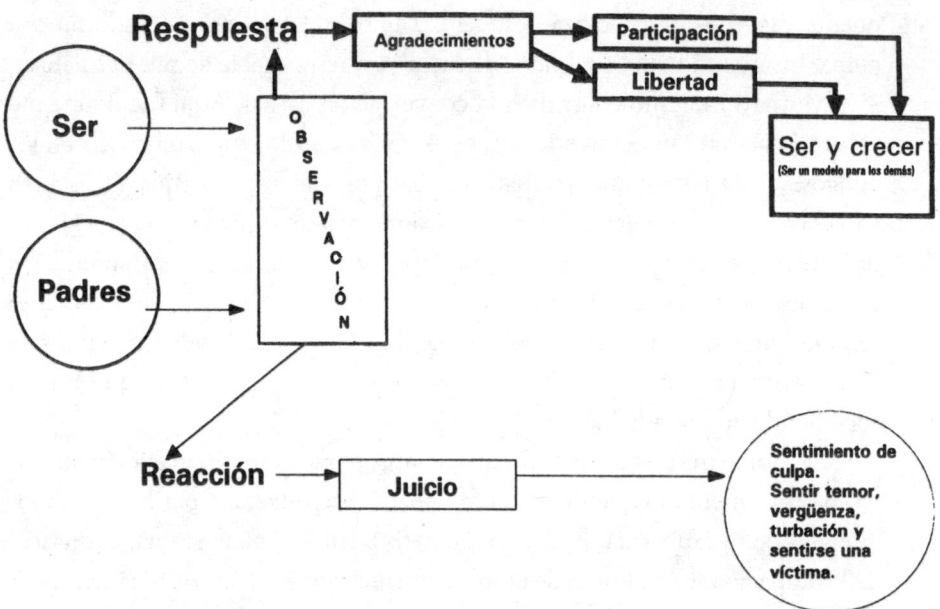

Este entrenamiento para ser una persona total impactará su vida de numerosas maneras. Su lectura y su lenguaje se volverán más fluidos. Lo que escucha, piensa, dice y ve se volverá congruente. Escucharse a sí mismo le enseña a prestar atención a lo que ve. Este proceso profundiza su intuición y la forma en que se relaciona por medio de sus sentidos.

Cuando no ve claramente, tampoco escucha. Pero la visión clara unida a un oído que discierne le permite tener compasión mediante sus sentidos. Esta integración es la forma más elevada del ser. Practique escuchar mientras mantiene un sentimiento amoroso y una visión enfocada. La próxima vez que alguien esté hablando, mírelo o mírela con el sentimiento afectuoso que generó mediante la observación de la vela y la respiración integrada. Después añada la siguiente dimensión del escuchar: intente ver más allá de todos los juicios y de su análisis de lo que está diciendo la persona. Escuche, dentro de cada comunicación, la forma en que la persona está pidiendo ser amada. Note si tiene el impulso de dejar que las palabras salgan de su boca mientras está escuchando hablar a la persona.

Si se pesca pensando mientras escucha, deténgase, respire de manera integrada y conéctese con los ojos de la persona. Siéntase regresando a su corazón. La respiración integral lo estimula a sentir calma. Este proceso produce quietud. A medida que se relaja, escuche y libérese de la tensión mental y física.

Por medio de la quietud, también puede simplemente estar consigo mismo.

Lo que se dice es lo que se ve

Escuche el viento, el agua y otros movimientos de la naturaleza. Aprenda a escuchar sin prejuicio, luego podrá *ver* con discernimiento. Ver con discernimiento significa liberarse de juicios y prejuicios, y disminuir los efectos de sus creencias básicas. Para tener una visión así de clara, usted debe tener un corazón abierto. Sentir y ver lo que es. Aquí hay un ejercicio que puede usar para estimular esta experiencia.

Elija cualquiera de las cartas de agudeza visual y colóquese a un distancia en la que puede ver la mitad de las letras sin sus anteojos o lentes de contacto. Respire de manera integral algunas veces y pestañee cada tres segundos. Relaje los hombros y haga algunas rotaciones de la cabeza, primero en el sentido de las agujas del reloj, después en sentido contrario. Sienta que los hombros y los músculos del cuello se relajan mientras mueve la cabeza.

Después registre su nivel básico de visión, o sea las letras más pequeñas que puede leer sin esfuerzo. Luego, piense en una situación de su vida en la que se sienta desafiado. Podría ser su salud, una relación, sus ojos, el dinero, la familia o la carrera. Una vez que tenga una imagen clara en su mente y/o un sentimiento en su cuerpo, cree una oración que describa su situación. Estos son algunos ejemplos de situaciones y descripciones que mis pacientes han compartido conmigo.

Carrera: Odio mi trabajo. Mi jefe me pone nervioso. Mi supervisor es insoportable.

Relación fundamental: Me contengo. Temo que mi esposa me vaya a abandonar. Me siento empantanado. Soy desgraciado en mi matrimonio. Quiero terminar mi relación.

Dinero: Parece que nunca tengo suficiente dinero. El dinero es escaso. Mi cheque no dura.

Salud: No digiero muy bien. Mi cuerpo está lleno de dolores. Me siento débil.

Ojos: Mis ojos no están funcionando bien. Necesito curarlos. Estoy envejeciendo.

Familia: Nunca veo a mi madre. Mi padre es un tirano. No estoy muy cerca de mis padres.

Siga examinando su alma hasta que tenga dos o tres oraciones que describan su situación. Mientras mira la carta de agudeza visual, diga cada oración en voz alta. Haga un momento de pausa y observe si su percepción de las letras cambia con cada oración.

Hay tres respuestas posibles. La claridad u oscuridad de las letras puede quedarse igual, pueden aclararse u oscurecerse o quizá la carta se vuelva más

El poder detrás de sus ojos

borrosa. Note su respuesta perceptiva con cada oración. Los cambios en la claridad demuestran el poder del lenguaje para moldear sus percepciones. Este ejercicio puede repetirse cada vez que desee explorar sus sentimientos acerca de una situación dada. Cada vez que repita el ejercicio, el nuevo nivel en que *ve* la situación se convierte en la siguiente línea básica.

Encuentro que muchos de mis pacientes tienen dificultad en lo que llamo "ver más abajo de la garganta". Para muchos, *ver* es una actividad mental más que una experiencia corporal total. En realidad, esa actividad mental es *mirar*. Ver exige sentir. Probablemente usted encontrará que ciertas oraciones causan un cambio notable, borroso, en sus percepciones. En éstas se tiene que concentrar. Su meta es crear una oración que tenga el significado opuesto (una expresión de sentimiento positiva) que pueda ayudarlo a determinar lo que es cierto y lo que se requiere para manejar la situación. Por ejemplo, si dice que adora su trabajo y eso simplemente no lo ve correcto, entonces quizá necesite reevaluar sus alternativas de trabajo. El valor terapéutico de repetir continuamente la oración positiva reside en el sentimiento profundo que surge. Por ejemplo, decir "Tengo todo el dinero que necesito" puede sentirse al principio como obviamente falso. La siguiente vez que practique los ejercicios, puede surgir la cólera o la frustración. Un poco después, la misma ansiedad puede impulsarlo a actuar para ganar más dinero. Pronto aparece una nueva oportunidad profesional.

Estos son algunos ejemplos de oraciones positivas aplicadas a nuestro ejemplo anterior.

Carrera: Disfruto mi trabajo. Mi jefe es estimulante. Siento compasión hacia mi supervisor.

Relación fundamental: Estoy esforzándome. Estoy comunicando mis temores de que mi esposa abandone el matrimonio. Me estoy volviendo claro. Mi matrimonio me permite crecer. Estoy decidiendo mantener esta relación.

Dinero: Tengo todo el dinero que necesito. Cuando soy creativo, tengo dinero. Mi cheque me proporciona el dinero suficiente para mis necesidades.

Salud: Mi digestión está mejorando. Mi cuerpo me dice lo que necesita, y yo escucho. Soy fuerte.

Ojos: Mis ojos están aprendiendo a ver. Los estoy nutriendo. Estoy obteniendo sabiduría.

Familia: Estoy acercándome a mi madre. Mi padre es un desafío. Estoy abierto a acercarme a mi familia.

Lo que se dice es lo que se ve

Cuanto más hable positivamente de usted mismo, su vida y su visión personal, mejores son sus probabilidades de mejorar su función visual. Ser simplemente capaz de oír algo no significa que usted lo entienda. Del mismo modo, sólo porque ve algo, como las palabras de esta página, no garantiza que haya absorbido el propósito total de la idea. La comprensión del propósito total requiere una visión total. Sólo cuando esté completamente presente y consciente de cada acción, estará tratando de alcanzar el poder que está detrás de sus ojos. Si permite a su personalidad que se deslice por un instante, o si cae en el pensamiento, puede perder la experiencia intuitiva del *saber*. El lenguaje afecta sus percepciones de la misma manera. Si piensa y habla de manera pesimista, está programando su visión y sus ojos para que vean en la misma forma.

La retroalimentación de mis pacientes con sus palabras habladas ha demostrado ser un aspecto sumamente efectivo de la Terapia Visual Integral. La mayoría de las personas se quedan sorprendidas por su lenguaje descuidado. Al principio grababa nuestras sesiones para que pudieran revisar la forma en que hablaban durante el tiempo que estábamos juntos. Profundicé este proceso cuando finalmente videograbé las consultas. Les hacía preguntas específicas a mis pacientes y después revisábamos los segmentos del video. Escuchábamos su lenguaje y también observábamos sus gestos faciales y oculares durante varias respuestas.

La película de video me proporcionó una estupenda retroalimentación sobre las diferencias entre sus percepciones mediante Harry o Sally. A veces apagaba el sonido y simplemente observábamos la imagen en la pantalla. La diferencia entre las dos experiencias me enseñó cómo observar los gestos corporales y no distraerme con lo que se estaba diciendo. También aprendí a escuchar sin quedarme hipnotizado por las acciones. Este entrenamiento me ayudó a refinar mis habilidades para escuchar y observar y aumentó la integración de mis sentidos. Me volví atento a las necesidades de los demás y menos concentrado en mi propia supervivencia. La retroalimentación que pude darles a mis pacientes los ayudó a llevar su poder interior a su visión.

Durante una sesión de terapia visual a menudo les pregunto a mis pacientes: "¿Cómo se siente?" Como ejercicio, pregúntese cómo se siente *usted*. Sus sentimientos estarán conectados o desconectados. Si sus sentimientos están desconectados, entonces su contestación a la pregunta podría ser "espléndido, bien, no sé, neutral, normal, muy bien, regular, así así", aunque realmente podría sentirse terriblemente mal. Los sentimientos conectados podrían producir respuestas tales como "entusiasmado, emocionado, nervioso, frustrado,

El poder detrás de sus ojos

enfermo, sano, enojado, lleno de miedo, vivo, como muerto, triste, apesadumbrado, apurado."

Comenzar a integrar su visión exige que diga la verdad sobre cómo se siente realmente. Sin importar la condición de la visión, mis pacientes necesitan invariablemente aprender a expresar sus sentimientos. Les pido que respiren más abajo de la garganta mirando hacia abajo y a la derecha cuando hablan. En esta forma, maximizan la posibilidad de tener acceso a sus sentimientos.

¿Cómo se siente? Mientras medita la respuesta manténgase en contacto consigo mismo. Recuerde las diferencias entre la fovea y la retina. La retina tiene que ver con los sentimientos. Si no está en contacto con sus sentimientos, se está volviendo demasiado foveal. Demasiado *mirar* significa desconectarse de los sentimientos. Su atención a los detalles de la vida es demasiado intensa.

Contraste esto con *ser, ver* y *sentir*. Estas palabras significan estar en contacto con su alma. Si no se mantiene en contacto con sus sentimientos, llegará a apartarse de su retina. Esto es lo que sucede literalmente, especialmente en los grados superiores de miopía. Hay una mayor probabilidad de que las personas miopes tengan desprendimientos de retina. ¿Es posible que esto ocurra a causa de una fovea exageradamente enfocada y de una separación de los temores y sentimientos más profundos? Sentir es prestar atención conscientemente. Sentir es ser considerado. Sentir exige explorarse a sí mismo. Esté dispuesto a tomar un momento para descender desde la buhardilla de la mente y entrar al hogar de su alma-mente. Diga: "Sí, mis sentimientos son importantes. Yo soy importante".

George

George estaba indeciso respecto a una carrera. Había comenzado un pequeño negocio de ropa con un amigo, que le estaba produciendo algún ingreso. Mientras escuchaba, oí que sus intereses reales eran la música y la fotografía. Le pregunté a George qué era lo que más querría hacer si no tuviera restricciones de tiempo, dinero o temor. Su respuesta: "Quiero tocar música y hacer fotografía periodística". Había salido la verdad sincera. El resto de la sesión pasó mientras explorábamos cómo George iba a convertir esta visión en realidad. Esto significaba enfrentarse a sus temores. Había aprendido muy hábilmente a ocultar su sensibilidad y sus sentimientos. Mientras le enseñaba a unificar las percepciones del ojo izquierdo y del derecho, usando parches, el cruzamiento de ojos y técnicas de fusión, lo animé a que compartiera sus sentimientos. Posteriormente, George informó que estar en contacto con sus sentimientos le estaba proporcionando mucha más confianza al ver su verdadero yo. Esto tuvo un efecto notable en su visión al usar la carta para visión lejana.

La visión de la víctima

Me gustaría que mis pacientes tuvieran tanto éxito como George en la mejoría de su visión, aunque a veces el lenguaje interior y las percepciones negativas son demasiado poderosos y prefieren ver la vida a través de un sistema de filtros de sufrimiento. El "lenguaje de víctima" que usan estos pacientes es muy típico: "Lo dudo". "No puedo". "No estoy seguro". Generalmente, su comportamiento revela una actitud acusadora hacia alguien o algo que está fuera de ellos mismos. Les falta posesión y responsabilidad de su realidad y de la forma en que *ven* la vida. Las características conductuales incluyen ser analítico, implacable, estar convencido de la propia rectitud, estar resignado y mantenerse en la negación.

Julie

Julie, una paciente de unos cuarenta y cinco años, me consultó porque un médico le había diagnosticado glaucoma, un padecimiento que potencialmente podía dejarla ciega. En el glaucoma, la presión constante afecta la parte de atrás de los ojos, lo que ocasiona un bloqueo del vital aporte nervioso a los ojos. Esto a su vez crea mayor presión en el ojo. Con el tiempo, el glaucoma reduce más y más el campo de visión.

Julie había usado gotas en sus ojos durante un breve periodo para mantener baja la presión, pero su trabajo la mantenía tan ocupada que pronto se olvidó de usar las gotas. "Amo mi trabajo; me hace salir de la casa", decía Julie. No podía soportar estar sola. Negaba que hubiera una relación entre las presiones de su vida y la creciente presión en sus ojos. Aun después de examinarse con un oftalmólogo, quien le advirtió que sus campos visuales seguían reduciéndose en tamaño, Julie todavía no aceptaba totalmente las indicaciones de la Terapia Visual Integral que yo prescribí. Sugerí que disminuyera su carga de trabajo, que contratara otras personas, que se tomara un día libre para darse un masaje, que consumiera más alimentos saludables, que dirigiera color a sus ojos y aplicara la terapia visual de relajación.

Yo sabía que había razones más profundas para la ceguera interior que había estado afectando sus ojos. Julie era capaz de esquivar hábilmente mis sugerencias de que sintiera. En cambio, hablaba en círculos. Su lenguaje de víctima favorito era: "No sé". Le recordaba continuamente que *sí* sabía, que podía *ver* su verdad, y le pedí por favor que *sintiera*. Muchas veces Julie volteaba la conversación preguntándome cómo me sentía. Cuando me quedaba callado, se sentía incómoda y me acusaba de mirarla fijamente.

La urgí a que enfrentara la seriedad de la ceguera que ocasionaría la continua pérdida de campo visual periférico, pero no sirvió de nada. Continuó haciendo viajes fuera de la ciudad, comiendo chatarra y repitiendo "No sé".

El poder detrás de sus ojos

Mi papel, como terapeuta de la visión de Julie, ha sido estimularla para que sea receptiva a las muchas variables que son responsables de la constricción de sus ojos. Para llegar a sentir, ha estado recibiendo masajes una vez por semana. Un componente de asesoría en su terapia de masajes le ha dado a Julie una oportunidad para comenzar a entender la conexión entre su vida familiar pasada y presente y la afección de sus ojos.

Siendo jovencita, abusaron sexualmente de Julie. Desde aquella época, jamás ha sido capaz de dormir a oscuras. Siempre tiene que tener una luz encendida. Tiene mucho miedo. Cuando tenía diecinueve años, un hombre con el que estaba saliendo la violó. Julie quedó embarazada y tuvo una hija. Estas experiencias prepararon la escena para que evitara la intimidad sexual con los hombres.

Julie no ha hecho el amor con su marido durante muchos años. Aun ahora, cuando su marido le pone la mano sobre el estómago, se congela de miedo y piensa que va a atacarla. Describe su cuerpo como contraído, igual a su campo visual constreñido. Sus hombros y el área del estómago están apretados. Envié a Julie a un médico que le diagnosticó una alergia al gluten, la que incluye síntomas de mala digestión y desafíos emocionales.

Julie está progresando. Ahora está sintiendo más durante sus actividades de la Terapia Visual Integral. Ocasionalmente hasta llora. Durante un tiempo, el ingrediente cuya falta detenía el progreso de Julie era la disposición a mirar profundamente su vida. El matrimonio de Julie era más una codependencia que un verdadero apoyo. Julie no tenía un amor real en su vida y su trabajo era demasiado exigente. Todos estos factores le exigían que tomara alguna acción para resolver problemas pasados, para comenzar a expresar verbalmente sus nuevas percepciones y llevar a la práctica un plan para un nuevo estilo de vida. Julie tenía que aprender a decir lo que quería ver. Tomó un año simplemente apoyarla en este proceso, proporcionándole estímulo en forma de recordatorios, sin ninguna presión. Un día recibí una llamada telefónica de Julie; sonaba desesperada. Me pidió que me reuniera con ella y su marido; él se negaba a creer que ella quisiera que se fuese de la casa. ¡Al fin Julie emprendió alguna acción!

Ahora Julie está viviendo sola, preparándose a vender la casa y el negocio y a comenzar una nueva vida. La base terapéutica fue la disposición de Julie a expresar verbalmente su clara visión interior y a poner en acción su plan, demostrando su intención de anular las influencias pasadas. Julie continúa practicando sus juegos visuales para restablecer el equilibrio de sus sistemas nervioso y visual y dejar así lugar para que llegue a su vida una relación amorosa.

Lo que se dice es lo que se ve

Julie ha comenzado a enfrentarse con éxito a la presión que hay en su vida y a la manera que ésta ha estado afectando sus ojos.

A Tina me la enviaron unos amigos a quienes también había atendido. Ella limita su claridad al hablar muy poco, y cuando habla, su lenguaje tiende a sugerir que es irresponsable. Lo que dice confirma su enfoque mental de *ver* la vida. Esto sucede a pesar de su vista excelente. El desafío de Tina es integrar las percepciones de sus dos ojos, teniendo una vista excelente. "No estoy segura" es el dicho favorito de Tina. Su lenguaje corporal comunica el mismo mensaje. Encoge los hombros. A menudo mira hacia abajo, con la cabeza ladeada.

Tina

Hay un vínculo vital entre este tipo de inclinación de cabeza, el astigmatismo y una interferencia en la integración de las percepciones de los dos ojos. Tómese un momento para verificar esto por sí mismo. Practique el juego visual de descruzar los ojos colocando su pulgar entre usted y un objeto que tenga frente a sí. Continúe mirando el objeto hasta que pueda tener ante su vista dos pulgares. Ahora ladee la cabeza, moviendo la oreja derecha hacia el hombro derecho. Note lo que sucede con la altura de los dos pulgares. En muchos casos, el ángulo en que inclina la cabeza puede coincidir con el eje del astigmatismo. Cuanto más ladee la cabeza, es mayor la probabilidad de que los dos ojos ya no puedan integrar sus respectivas imágenes.

Tina no tenía astigmatismo, pero había desarrollado una competencia entre las percepciones de Harry y de Sally. Su ojo derecho se veía visiblemente caído y cansado. Su lenguaje y su asimetría facial eran las de una mujer frustrada.

Tina trabajaba para una gran compañía de seguros y había comenzado a tomar cursos vespertinos sobre medicina china. En nuestra primera reunión le pregunté qué quería. Mientras pensaba la pregunta, su mirada vagaba por el techo. Esta mirada hacia arriba era una representación no-verbal del lenguaje de la mente intelectual. La búsqueda de la respuesta oral correcta parecía hacer que Tina se sintiera estancada. Yo recibí esta impresión por medio de la incomodidad de su postura corporal.

La forma que tenía Tina de resolver su vida era analizar constantemente y pensar las preguntas. Le pedí a Tina que frotara las manos; la fricción le calentó las palmas. Luego le pedí que cubriera sus ojos con las palmas y que colocara los codos sobre las rodillas. Esta ligera inclinación hacia adelante animó a Tina a sentirse más relajada. Le sugerí que se mantuviera en esta posición durante veinte respiraciones integrales, y le di instrucciones para que relajara los hombros, el cuello y la mente. Ella comenzó a observar la negrura. Le pedí a Tina que suspirara con cada exhalación. Hacer este sonido exigió que Tina se liberara de sus inhibiciones y la estimuló a relajarse más.

Los sonidos pueden estimular a una persona a sentir ciertos temores. En esta sesión con Tina, eso es exactamente lo que sucedió. Poco después de poner las palmas sobre sus ojos, Tina compartió conmigo algo más acerca de su vida "estancada". Tenía miedo de no tener suficiente dinero y hacía poco, a los veintiocho años, había regresado con sus padres, quienes se encargarían de ella. Le expresé preocupación por esta solución de "rendirse" ante sus problemas. Después de muchas preguntas, Tina admitió que le disgustaba su trabajo. Quería ser independiente y ayudar a las personas. Sus amigos alababan sus talentos, pero le faltaba la confianza de zambullirse y reclamar su vida. A medida que Tina descubría el poder detrás de sus ojos, sin embargo, se volvió más capaz de *ver* todas las opciones que estaban a su disposición.

La adquisición de poder por medio del lenguaje

Cuando comience el viaje para integrar su visión con su ser total, trate de rodearse de personas que lo apoyarán. Empiece a usar un lenguaje que apoye lo que quiere en su vida. Desarrolle la fuerza de comunicar sus necesidades. He descubierto que estas oraciones introductorias son muy útiles: "Lo que me daría resultado, o lo que necesito en este preciso momento es... ¿Resultará contigo?" "Mis sentimientos son..." y "Lo que siento es..."

Use las ideas siguientes para organizar sus pensamientos y adoptar los conceptos y actividades de este capítulo:

Escriba diez cosas que se oiga decir y le gustaría modificar.

Cree diez oraciones positivas que pueda comenzar a usar inmediatamente.

¿Usa lenguaje de víctima? Si es así, comience a usar lenguaje más positivo.

Use cualquiera de las cartas de agudeza visual para experimentar el efecto de usar sus oraciones negativas y positivas. ¿Está consciente de los sentimientos mientras mira las cartas? Profundice en sus sentimientos respirando y bostezando.

Durante el día, continúe examinándose diciendo: "Lo que siento en este preciso momento es..."

A medida que surgen los sentimientos, enfoque su atención en el área del corazón. Comience a sentir y ver desde el corazón. ¿Qué es lo que tiene que decirle el corazón? Examine su carrera, sus relaciones personales y su vida doméstica para ver si puede decir honestamente: "Esto es lo que quiero". Si no, ¿desde qué otra dirección puede mirar desde un punto de vista integrado? ¿Qué nuevas vías desea explorar?

Lo que se dice es lo que se ve

Mirándose de manera holística, ¿a qué aspectos de sí mismo desea darles más consideración? ¿Puede expresar claramente estos pensamientos para llevarlos a la acción? El acto de imaginarse estos pensamientos, luego hablar o escribir acerca de ellos, le permite proyectar hacia afuera su nueva claridad.

Complete esta afirmación en varias formas diferentes: "Lo que realmente quiero es..." Complete la oración tantas veces como sea necesario, hasta que llegue a ver claro.

¿Hay situaciones en su vida en las que podría grabarse cuando habla? Hágalo, y escúchese buscando variaciones en la voz que revelen que está desperdiciando su poder. ¿Su voz le recuerda a un miembro de la familia en particular? Si es así, ¿qué sentimientos tiene? Escríbalos.

¿Hace el papel de víctima en algunas áreas de su vida? Si es así, enumérelas en un papel y redacte oraciones para entrar en acción y desactivar estos comportamientos.

Trate de recordar problemas o hechos de su vida que puedan estar relacionados con el estado de su visión.

Elija dos nuevas maneras de relajación que pueda usar para mejorar su visión y su claridad.

En su vida, ¿dónde disminuye su poder para *ver*? Preste atención cuando use el lenguaje debilitante de la columna izquierda y aprenda a comenzar a reemplazarlo con el lenguaje fortalecedor de la columna derecha:

No sé	Sé, veo
Espero	Estoy claro
No puedo	Soy
Dudo	Estoy mirando
Quizá	¡Sí! Lo haré
Trataré	Puedes contar conmigo
Está bien	Mi experiencia es
Estoy bien	Siento
Posiblemente	Estoy seguro
No estoy seguro	Tengo la intención de
Supongo	Tengo claro que
Olvido	Recuerdo
Volveré a hablarte	Sabrás de mí el día

Jenny

Jenny, una mujer cariñosa de unos cuarenta y cinco años, estaba dedicada a equilibrar su personalidad y su alma. Su meta era mantener su visión y evitar que empeorara. Con -15, su miopía era lo bastante grave como para que su oftalmólogo se preocupara por la salud de la retina, futuros desprendimientos y la pérdida de la vista. Jenny tomó la iniciativa de aprender las técnicas de la Terapia Visual Integral para salvaguardar sus ojos. Aunque el pronóstico de que mejorara la visión era casi inexistente, Jenny pasó rápidamente de una actitud de desesperación a una de esperanza. Declaró: "Haré cualquier cosa para ayudar a evitar que mis ojos empeoren". Una firme declaración para entrar en acción. Supe que con este tipo de disposición yo tenía autorización total para guiarla en las decisiones necesarias para alcanzar su meta.

La relajación era clave para Jenny. Palmear los ojos y masajear el área de las cejas con los índices producían relajamiento alrededor de sus ojos. Esto reducía la tendencia de Jenny a fruncir el entrecejo y también la ayudaba a pensar menos y sentir más. Percibir las sensaciones de su cuerpo fue un paso realmente importante. Su trabajo la obligaba a mirar la pantalla de la computadora durante ocho horas diarias. A Jenny le dolían los ojos al final del día. Cuando experimentó una disminución en la vista, se deprimió y comenzó a odiar su trabajo, aunque le encantaba el contacto con la gente. Jenny había enfrentado problemas de dinero y había vuelto a la casa de su padre porque tenía demasiados compromisos. Los primeros sentimientos acerca de su situación salieron en forma de cólera.

La técnica de terapia visual más efectiva para manejar la cólera es estirar los músculos de la mandíbula. Practique el bostezo. Abra la boca tan grande como pueda y mientras lo hace aspire ligeramente un par de veces. Esto lo ayudará a bostezar espontáneamente. Repita hasta que comiencen a llorarle los ojos. Quizá sienta tensión en los músculos de la mandíbula al principio, pero pronto se relajarán. Esta liberación de tensión muscular facilita la salida de la cólera, según el médico australiano John Harrison. En su libro, titulado *Ame su enfermedad: lo está manteniendo sano*, el doctor Harrison sostiene que las respuestas fisiológicas de una pupila agrandada (indicación de un sistema nervioso simpático hiperactivo), altos niveles de adrenalina y presión sanguínea elevada están relacionadas con la presencia de cólera en los músculos. Cuando se trata la cólera, estas medidas fisiológicas regresan a niveles normales. Esta aflicción se presenta cuando usted entierra la cólera.

Poco después de comenzar la Terapia Visual Integral, Jenny fue más capaz de ver cómo organizar sus finanzas. Se mudó de la casa de su padre y comenzó a invertir en propiedades que le producían rentas. Su meta era tener un ingreso asegurado para sus años de retiro. Estas inversiones todavía la mantenían "ocupada en su cabeza", y como estaba ligeramente pasada de peso, le sugerí que comenzara a dedicarse a la jardinería. Trabajar en la tierra le daba a Jenny la oportunidad de abandonar su mente y sentir su cuerpo. La jardinería la ayudaba a salir de la parte pensante y entrar a la parte sensible de su ser.

Para Jenny, quien gozaba al obtener información de los libros, el verdadero desafío llegó cuando le sugerí que no leyera durante tres meses. Esta orden puede sonar muy severa, pero Jenny necesitaba dejar de esforzar tanto sus ojos y su vista. La lectura no es natural para los ojos. Los ojos están diseñados para mirar a la distancia y para enfocarse cerca durante breves periodos. Leer activa la parte mental del cerebro. Como Jenny pasaba tanto tiempo ante la computadora, también diseñé para ella un programa de mantenimiento de la terapia visual basado en la computadora. Incluía descruzar los ojos, variar su foco alrededor de la pantalla, palmear los ojos y monitorear la claridad de su visión con la carta de agudeza visual para visión lejana. Además Jenny tomó más momentos de descanso para mantener su visión clara durante el día.

La vista de Jenny variaba, y por lo tanto a menudo sus lentes de contacto le resultaban incómodos. No la presioné para que abandonara los lentes en favor de los anteojos. Como ella había hecho un compromiso de doce meses con el proceso de su terapia visual, esperé. Sabía que a medida que su visión se estabilizara un día sería incapaz de usar sus potentes lentes de contacto. Un día, seis meses después de haber empezado a trabajar juntos, Jenny entró y me dijo que no se había puesto los lentes de contacto durante tres semanas. Había vuelto a sus viejos anteojos, que previamente sólo había usado en la noche. Sus ojos, anteriormente rojos y demasiado esforzados, parecían más relajados, y orgullosamente me dijo que había encargado anteojos de menor graduación.

Recientemente Jenny decidió someterse a cirugía con láser, que, según ella, ha tenido mucho éxito para reducir su necesidad de usar lentes de contacto o anteojos potentes. Jenny reconoció el valor de la Terapia Visual Integral para prepararla para su nueva visión. Fotografié sus ojos antes de la cirugía y estaré siguiendo de cerca su progreso. En la superficie, Jenny es feliz. Ha resuelto la dificultad de su vista, y superficialmente parece no considerarse una víctima. En mi opinión, la faceta de Jenny dominada por su personalidad o por su ego todavía no se ha integrado completamente con su ser intuitivo, lo que da por resultado que la plena presencia de su alma esté reprimida. Jenny recorrió un largo camino con su Terapia Visual Integral y después decidió abortar. Cuando Jenny esté lista para unir su ego, su intuición y su alma, entonces experimentará plenamente el poder y la naturaleza sagrada de la visión multidimensional.

Capítulo 7

Su propósito secreto

¿Por qué está aquí?

El doctor Dean Ornish dice que su maestro espiritual, Swami Satchitananda, le preguntaba con frecuencia: "¿Cuál es la causa?" El swami se estaba refiriendo a la causa de las enfermedades cardiacas degenerativas de los pacientes del doctor Ornish. Después de recibir una respuesta superficial, el maestro seguía preguntando, "Sí, pero ¿cuál es la causa? ¿Y cuál es la causa de eso? ¿Y qué está detrás de esa causa?" Estas preguntas ayudaron al doctor Ornish a diseñar un programa progresivo para revertir la enfermedad cardiaca, basado en una premisa muy relevante: dirígete a las causas subyacentes, lo que finalmente es más efectivo que dirigirse sólo a los síntomas.

Por lo tanto, cuando usted afirma, como muchos de mis pacientes, que desea mejorar su visión, pregunto: "Cuando haya logrado esto, entonces ¿qué? ¿Por qué está aquí? ¿Para qué es su vida?" ¿Está usted aquí solamente para pagar hipotecas, comprar en centros comerciales y leer las malas noticias en revistas y diarios? Estas actividades, ¿le inspiran y contribuyen a su bienestar?

Una vez que haya enfrentado sus síntomas de visión borrosa y distorsionada debida a errores de refracción y a la enfermedad de sus ojos, entonces ¿qué? Imagine por un momento que le dan otra oportunidad de vivir. Si no tuviera restricciones, ¿cómo pasaría su día? Examine lo que ha creado. A veces mis pacientes no cambian su vida; desarrollan un aprecio más profundo por lo que ya tienen. Otros hacen cambios importantes en su vida. Sybil, una paciente de más de cuarenta años, mejoró su vista y, en el proceso, dejó de cuidar a los demás. Se dio cuenta de que finalmente necesitaba cuidarse a sí misma.

Vivir es despertar el alma. Si sin duda reencarnamos, entonces nuestras actividades ¿cómo mejoran o desgastan nuestra alma? ¿Es usted como muchos otros que están vendiendo su alma por el próximo cheque del salario? En el libro *Su dinero o su vida*, los autores Joe Dominguez y Vicki Robin proponen que *podríamos* estar llevando una vida de pasión, sirviendo a la humanidad con proyectos valiosos y que nos recompensaran financieramente bien por nuestro tiempo. Las necesidades simples junto con una clara resolución lo ayudarán a encontrar su nicho.

¿Cuál es su contribución sincera? ¿Qué es lo que estimula su propio valer? Descubra su misión. Cree un plan. Elija un momento tranquilo y escriba la visión de su vida. Exprese verbalmente sus impresiones hablándole a un amigo íntimo. Después pase tiempo en actividades que lo inspiran a estar en acuerdo con su naturaleza. La inspiración vendrá después. Se establece la paz interior. Se siente más saludable y vivo. Sus ojos se curarán y su visión se agudizará.

La esencia para alcanzar una buena visión es la disposición a verse como realmente es, una persona gentil y buena. En mi propio caso, participé en programas de desarrollo personal en los que recibí retroalimentación sobre cómo los demás me percibían como sabio. Al principio, el significado de sabiduría era un concepto extraño para mí. Cuando miré adentro y evalué honestamente cómo me veía a mí mismo, me sentí incompetente, perezoso y un fracaso. Mis logros académicos estaban basados en mis instintos de supervivencia y en el dominio de mi personalidad. Al aceptar la sabiduría que otros veían en mí, noté que mejoraba mi visión. Practiqué enfocando mi intención en la bondad original que estaba presente dentro de mí. Esta diaria práctica de quietud aumentó la conciencia de mi sabiduría y mi alma. Conscientemente comencé a quitarle tiempo a mi estilo de vida centrado en el *hacer* para notar la belleza de mi entorno. Me cuidé mejor. Vi más de mi propia bondad, lo que se tradujo en ver la bondad de todo lo que me rodeaba.

Aunque gran parte del movimiento de la Nueva Era intenta mostrar esta bondad, no se puede tener acceso mentalmente a ella como si fuera un concepto. No obstante, en estos tiempos modernos, las personas piensan que pueden "conseguirlo" en un seminario de fin de semana. A menos que la bondad esté arraigada en su vida diaria, su transformación visual será esquiva y transitoria. Es en parte por esto que la terapia visual ha tardado tanto en prender. Las personas veían esta terapia transformadora como una reparación de algo que estaba mal en los *ojos*... se trataba de aprender algunos ejercicios y ellos arreglarían el problema. Ser bueno y *ver* claramente exige tener acceso a su esencia profunda e identificar sus motivos reales.

Probablemente, en su vida hay hechos que han puesto en marcha una inflexibilidad visual. Usted puede tender a limitarse en sus opciones visuales.

El poder detrás de sus ojos

Considere uno o dos de los hechos visualmente relacionados que ha descubierto hasta ahora. Retrospectivamente, ¿qué puede aprender de estas circunstancias? En cada etapa, a medida que su visión se despliega, puede surgir una nueva comprensión en la medida que usted se da cuenta del bien que ha emergido. Revise situaciones pasadas para descubrir nuevas percepciones de ellas y sus reacciones automáticas.

La *flexibilidad* es la apertura a interpretar los hechos que ocurren en la vida desde diferentes puntos de vista. Durante la niñez, la mayoría de las decisiones perceptivas están influidas por las relaciones con nuestros padres o maestros. Siendo jóvenes podemos comportarnos deliberadamente de la forma "correcta". Queremos ser claros pero quizá seguimos comportándonos para complacer. Durante esta época nuestra conducta puede ser más una reacción que una respuesta. Cuando miramos desde una postura de reacción, tendemos a ver sólo una solución en el instante de reaccionar. Para tener una respuesta hay que ver las cosas con calma y darse cuenta de que la situación es buena, sin importar lo desafiante que pueda parecer. Existen muchos puntos de vista y muchas opciones.

Nuestras reacciones a las experiencias de la vida limitan realmente la capacidad de nuestros ojos de recibir y transmitir la luz. Esta inadecuación física crea percepciones erróneas en la forma en que observamos la vida. Nuestras primeras reacciones espontáneas ante un hecho están basadas en las percepciones erróneas que llevamos con nosotros. Estas respuestas automáticas nos hacen percibir las cosas de una manera predeterminada, habitual.

Estar consciente de la claridad o de la borrosidad de su visión le da la oportunidad de abrir en su cerebro nuevos senderos sinápticos y perceptivos. Realmente pueden ocurrir cambios físicos tales como la reducción de la miopía o hipermetropía, la reducción del astigmatismo, la reducción de la presión dentro del ojo, la cicatrización del tejido de la retina, la disminución de las manchas y la agudización de su vista. La flexibilidad visual es posible cuando se toma conciencia de cómo se está viendo los hechos de la vida.

La claridad es percibir exactamente al mirar por medio del corazón. La meta es percibir su propia vida mediante los ojos y el corazón, en lugar de hacerlo a través del velo de sus percepciones genéticas tal como se traducen por medio de su mente lógica. Ver a través de este velo es como ver su vida a través de los ojos de otro. Cuando levanta el velo de sus actuales percepciones erróneas, comienza a confiar en usted mismo y su vida adquiere un nuevo significado. Comenzará a confiar en la forma en que ve su vida y a los demás que están en ella.

Recuerde los aspectos vertical y horizontal de la visión que comenté en el capítulo 1 al describir el astigmatismo. Como una forma de tener acceso al flujo de su energía vertical, imagine que un cordón de energía vincula el cielo a la tierra, uniéndolo con los centros de fuerza que hay en el cielo, dándole la capacidad de sentir el poder y la belleza de la vida fluir sin esfuerzo a través suyo. Por medio de esta conexión intangible, la vida se siente menos como una lucha. Practique la sensación de ese flujo de energía moviéndose a través de usted cuando respira. Sienta que la energía brota dentro de usted, entrando a través del ano y viajando por el cuerpo hasta la punta de la cabeza (aunque al principio pueda pensar que no está pasando nada, este ejercicio crea un flujo de energía a través de los centros de poder, los chakras). Cuanto más permita que esta energía se mueva a través suyo, tanto más poder tendrá para poner de manifiesto su propósito secreto.

Muchas psicoterapias incluyen la concentración en el pasado. Aunque es importante identificar problemas fundamentales y arraigados para enfrentarlos, el pasado es sólo un lugar para enfocarse; es sólo un reflejo. Usted debe vivir su vida aquí y ahora. No conduciría su auto mientras mira por el vidrio trasero para ver dónde ha estado. En cambio, desde el asiento del conductor, mira hacia el viaje que tiene por delante, sabiendo que puede aprovechar sus experiencias pasadas si es necesario.

El mundo no está aquí para juzgarlo ni para validar quién es. Usted es capaz de validar sus propias percepciones y determinar la realidad de lo que ve hoy. Cuando elige un nuevo sendero perceptivo en la vida, sin importar cuán desafiante pueda parecer, comprométase a permanecer en ese sendero hasta alcanzar sus metas. Si comienza a dudar de sus nuevas percepciones, simplemente deténgase y agudice su conciencia mirando su vida claramente, sin temor. Cuando atraviesa la vida corriendo, se apura al pasar las cosas a las que les teme. "No estoy acostumbrada a emplear tanto tiempo en mí misma", dijo una de mis pacientes en el curso de su terapia visual en su hogar. Cuando usted va más despacio, es capaz de *ver* su verdad y lo que realmente quiere.

Comience tomando conciencia de las ocasiones en que sus percepciones coinciden con su verdad, cuando se siente bien y cómodo consigo mismo. ¿Qué sensaciones corporales tiene cuando su vida va bien y ve claramente? Observe los problemas del pasado que salen a la superficie durante su práctica de la Terapia Visual Integral. ¿Cómo puede manejar ese problema pasado desde su actual nivel superior de conciencia? Imagínese cumpliendo la necesidad de detenerse en ese problema y *vea* la situación desde un punto nuevo. Vea brotar esta nueva idea y haga que sus ojos reciban esta programación clara.

El poder detrás de sus ojos

La transformación de la vida se realiza mediante la concentración y la práctica diaria. El mejoramiento de la visión es similar. Ver claramente y estar enfocado significa descubrir el propósito secreto de vivir. Su propósito es el marco en el que coloca la imagen de la vida que desea crear.

Será útil que comience a explorar la forma de identificar o redescubrir su propósito. Uso la palabra *redescubrir* porque en algún lugar del camino de la vida la mayoría de nosotros pierde el contacto con la claridad y el enfoque sencillo y honesto que gozábamos cuando éramos niños, una época en que pensábamos que podíamos ser cualquier cosa que quisiéramos cuando fuéramos grandes.

A medida que vuelve a surgir la visión clara de la vida, los ojos experimentan una visión más sana. Cuando usted elimina, vence o hace a un lado los temores y obstáculos que le impiden vivir realmente su verdad, comienza a trasparentarse su bondad innata. Cuando contemple los aspectos inacabados de la vida que contribuyen a la pérdida de su vista, tenga presente que no puede "componer" el pasado, pero *puede* eliminar los velos del pasado que han estado ocultando el propósito de su existencia.

La tradición tibetana de Dür Bön enseña que su alma entra al cuerpo físico en algún momento de los tres primeros meses que está en el útero. Un alma elige un cuerpo físico para completar "asuntos inacabados". Sin importar qué *piense* inicialmente acerca de qué se trata su vida, su alma tiene un propósito más profundo.

Tener *visión* es ver el propósito de la existencia de su alma. Es fácil concentrarse en los aspectos físicos y tangibles de la vida, y puede que lo seduzca fácilmente la creencia de que su cuerpo físico es el aspecto más importante de la vida. Muchos de mis pacientes inician la jornada de su visión creyendo que su único propósito es reparar el problema que tienen en los ojos. Sin embargo, tarde o temprano se enfrentan al vacío de su vida física. Lo que contemplan a través de su visión no concuerda con las percepciones provenientes del pasado. Comienzan a hacer preguntas como: ¿Cuál es el verdadero propósito de que esté aquí? ¿Qué plan tiene mi alma para mí? ¿Cuál será la consecuencia si no le presto atención a las necesidades de mi alma? Una vez vi una etiqueta en la defensa de un coche que decía: Mi karma arrolló tu dogma. Todo lo que podemos hacer es conducir nuestro propio karma, haciéndonos responsables de (y después viendo) un panorama más amplio de nuestra vida.

Hace poco una paciente me dijo cuánto había aprendido de sus ojos. Cuando era muy pequeña el ojo derecho se le desvió hacia adentro. Se había sometido a dos operaciones del ojo derecho y como no dio resultado, su

Su propósito secreto

oftalmólogo rebanó los músculos del ojo izquierdo para resolver el problema. La cirugía tenía la intención de alterar la longitud del músculo para que el ojo se enderezara por sí solo. Las operaciones le habían dejado gran cantidad de cicatrices en el tejido de ambos ojos.

Durante muchos años después tuvo dolor en los ojos y periodos de visión borrosa; el sufrimiento la forzó a enfrentarse en su vida a lecciones tremendas y a hacerse la pregunta más profunda: ¿Cuál es mi propósito en este planeta? Descubrió que tenía que explorar su pasado para definir mejor su actual estrategia de curación.

La historia de Abe y Sophie

Abe y Sophie se enamoraron y se dieron cuenta que querían pasar la vida juntos. Se casaron y decidieron viajar por el mundo durante un año y después establecerse y tener una familia.

Mientras Abe y Sophie están de vacaciones, su hijo Alex, todavía en el dominio espiritual, decide llegar de acuerdo a su propio programa. Alex siente que la oportunidad de llegar a la tierra es perfecta. Un poco después, hace su aparición en el interior de Sophie.

Alex piensa: "Qué momento perfecto para estar desarrollándome. Estoy compartiendo todo este descanso y época de relajación, y mis padres son muy amorosos y se cuidan mucho entre sí. Apenas hay tensiones. Nadamos en las maravillosas aguas azul-verdosas de Grecia, Fiji, Sudáfrica y Australia. Los alimentos que están comiendo son saludables, y mis padres hacen mucho ejercicio. Qué momento para decidir estar en el útero. Me siento consentido y respetado como un nuevo ser en este planeta."

Después de ocho meses, Abe y Sophie regresan a casa. Alex está creciendo dentro del vientre. Sus padres están planeando un parto en el agua. Alex está contento. "Mis padres son tan progresistas. Por eso los elegí. De lo que no se dan cuenta es que yo quería el nacimiento en el agua. Después de todo, soy Escorpión, adoro el agua. Piensan que van a ser mis padres. Esto es verdad pero les tengo algo reservado. Mi alma es poderosa y los estoy preparando para la mayor enseñanza que jamás hayan recibido." Su personalidad fue modelada cuando estaba en el útero. La condición del *ser* de sus padres en el momento en que fue concebido, mientras estaba en el útero, durante su nacimiento y en sus primeros años, impactó la forma en que usted *ve* la vida.

El propósito de su alma, su razón de ser, pueden haberse amortiguado a causa de las actitudes y creencias transmitidas por las acciones conscientes e inconscientes de sus padres. Pero cada hecho que resultaba en la represión del alma se convirtió después en una oportunidad para que usted creciera. En muchos casos, las personas que pasan por las mayores dificultades terminan contribuyendo más a la vida. Si sus padres están vivos, pídales que le hagan un relato emocional de su concepción, nacimiento y primeros años. ¿Eran felices? ¿Estaban en el proceso de desplegar su conciencia? ¿Pueden recordar momentos difíciles de su vida que usted pueda vincular cronológicamente con sus problemas oculares? Añada esta información a los otros descubrimientos que ha hecho hasta ahora. El Ulises de Tennyson dice: "Soy una parte de todo lo que he encontrado". Cada acontecimiento de su pasado lo ha convertido en lo que es hoy. ¡Honre su pasado y sea lo que es! Cuanto más sepa sobre su pasado, mayor claridad puede traer al presente y al futuro.

Si está pensando en tener hijos, el embarazo es una oportunidad de crecer personalmente. Quítele tiempo al trabajo y háblele al pequeño que está en el vientre. El movimiento de su cuerpo, el sonido de su voz y los elementos nutritivos de los alimentos sanos que consuma ayudarán al futuro despertar del propósito de su hijo.

Simon

A los catorce años, Simon tenía solamente un verdadero deseo: convertirse en piloto de helicóptero del ejército. Pero tenía miopía. Esta constricción perceptiva estaba causada por el sentimiento de Simon de tener que cumplir algún papel que sus padres o maestros deseaban para él. La personalidad en desarrollo de Simon estaba viviendo una vida que no correspondía al itinerario de su alma. Su padre lo trajo a verme porque se sentía culpable de no pasar con él suficiente tiempo. Tenía un gran deseo de ayudar a su hijo a *ver* y llevar su vida con un propósito más claro que antes.

De los tres hijos de la familia, Simon era el único que usaba anteojos, y cada año necesitaba una prescripción más fuerte. No los usaba a menos que quisiera ver el pizarrón en la escuela. Observando su rostro y sus ojos, vi mucha tensión y una actitud de "tratar de ver". Su ojo izquierdo percibía más claramente y era más dominante, y él además favorecía esta percepción izquierda mientras practicaba el juego de los dos pulgares. Esto significaba que era muy perceptivo, y que necesitaba desarrollar más su sensibilidad. Era un músico excelente, jugaba al rugby y le encantaba la pesca. Le enseñé cómo palmearse los ojos, estimular los músculos de la cara y la frente, respirar desde el corazón y activar con los dedos los puntos de acupresión. Después le conté esta historia:

Un adolescente deseaba muchísimo volar un avión, pero le habían dicho que su visión nunca sería lo bastante buena como para que lo eligieran. Su padre se enteró de un oculista que le enseñaba a sus pacientes a ver más claro

Su propósito secreto

dependiendo menos de los anteojos. Visitó a este doctor durante un par de horas, y todos los días, durante los siguientes doce meses, hizo fielmente todos los ejercicios visuales que le habían enseñado. Tenía la pasión de ver mejor. Se visualizaba a sí mismo volando los jets F-16. Hoy, este hombre está volando jets. Le dije a Simon que yo era el oculista de ese muchacho.

Simon estaba visiblemente conmovido. Su cara pareció relajarse y lo animé a que abriera más los ojos. Después procedí a darles, a él y a su padre, más tarea para su casa. Simon iba a pintar escenas de la naturaleza para estimular su discernimiento de la visión como un esfuerzo artístico más que mental. Cuando pintara al aire libre debía taparse el ojo derecho. También debía estar dispuesto a estar con personas mayores. Cuando Simon les hablara, experimentaría su propia sabiduría por el hecho de estar con ellas.

Craig

Siguiendo las expectativas de sus padres, Craig se unió a su padre para administrar la granja familiar de ovinos y vacunos, la misma en la que él creció. Craig describió su vida como si estuviera en una trinchera, no podía ver una salida. Se aferró al uso de sus anteojos de una forma dependiente. (Ninguno de los padres usaba anteojos, así que su miopía y astigmatismo no estaban genéticamente codificados en el árbol familiar.)

El ojo izquierdo de Craig tenía notablemente más astigmatismo, hasta el punto en que él no integraba totalmente las dos percepciones a través de cada ojo. Durante treinta y ocho años Craig había disciplinado su visión para *mirar* a través del ojo derecho, una visión del mundo dominada por Harry. Miraba la vida a través de su sistema de filtros lógicos, enmascarando cuidadosamente cualquier sentimiento. Su conocimiento íntimo del lado emocional, del lado del alma de su mente, estaba latente.

Craig contestaba cada pregunta con "no sé". Sólo había tenido relaciones breves con mujeres, y usaba como excusas para no dejar la granja una ligera pérdida del oído y el miedo a viajar. Su comportamiento sugería un marcado interés por mejorar su visión, pero se sentía estancado.

Los ejercicios visuales solos no iban a mover a este hombre. Craig necesitaba una bomba para lograr la clase de cambios que deseaba. Comenzamos un programa de parches para su ojo derecho. Mientras realizaba sus obligaciones en la granja usando el parche, estaba desarrollando una percepción del mundo a través del ojo izquierdo.

Como es el caso en la mayoría de los ejercicios con parches, Craig tuvo que actuar más lentamente y prestar más atención a su mundo a través de su ojo izquierdo (el de la percepción de Sally). Tenía que sentir lo que estaba

131

viendo más que sólo pensar en ello. Aprendió a transferir a sus otras obligaciones esta nueva manera de observar.

Cuando estaba sentado tranquilamente, Craig utilizaba el juego visual de cruzar y descruzar los ojos (véase el capítulo 3). Mientras miraba el pulgar al frente Craig comenzaba a seguirlo con los ojos, moviéndolos a lo largo del meridiano exacto de borrosidad de su astigmatismo (en este caso, a lo largo de la horizontal). Esto estimulaba la vía nerviosa bloqueada que iba de su cerebro al ojo. Después, tuvo que hacer algunos cambios en su estilo de vida. Craig jamás había cocinado ni intentado tener una casa. Siempre lo había atendido su madre. Quería tener una relación de pareja pero no podía ver claro a través del ojo izquierdo de su conciencia perceptiva como para hacerla realidad.

Sugerí que dejara la granja de sus padres y que tomara un departamento en la ciudad cercana. Además, se tomaría unas vacaciones de seis meses en la granja. Viviendo en la ciudad y preparándose para sus vacaciones, Craig enfrentaría sus temores, saldría de su zona de comodidad y correría un riesgo. Su miopía y astigmatismo representaban la vida en un dominio sin riesgos. La integración de su visión por medio de esta terapia significaba lanzarse a lo desconocido. Estar en la ciudad y taparse el ojo derecho le darían a Craig la oportunidad de tener nuevas amistades y comenzar el viaje para alcanzar sus propios sueños y su visión personal.

Pauleen   También vino a visitarme Pauleen, la hermana de Craig. Tenía una vista excelente pero tenía dificultad para ver las dos velas o los dos pulgares cuando descruzaba los ojos. Su percepción dominante era la del ojo izquierdo.

Pauleen era una mujer amorosa que, igual que Craig, había pasado su juventud recluida en la granja. Cuando se fue, inició y terminó varias relaciones. Afirmó que su madre jamás había compartido sus sentimientos más profundos, y Pauleen sentía no haber tenido una conexión emocional con su madre y su hermano. Su naturaleza era emotiva y amable, pero no tenía un modelo para crear relaciones íntimas. Cuando era una jovencita juró que cuando tuviera hijos hablarían mucho acerca de sus sentimientos.

Cuando estuvo viviendo fuera de la granja Pauleen conoció a un hombre adecuado. Tuvieron una relación corta e intensa, y ella se sintió deshecha cuando repentinamente él la dejó por otra mujer. Pauleen se retiró una vez más a la granja. Su capacidad para integrar las percepciones simultáneas de los ojos disminuyó y vivió con el temor de ser abandonada por los hombres. No mucho después, conoció al hombre que sería su esposo. Después de un mes anunciaron su compromiso y se casaron. Tuvieron dos hijos.

Aunque parecía que Pauleen tenía mucha seguridad, sus percepciones de la vida estaban teñidas por sus temerosas percepciones interiores. Cada vez que su esposo salía de viaje, sentía pánico, pensando que no volvería. ¿Cómo se las arreglaría si su temor de que la abandonara se volvía realidad? Al interrogarla más profundamente, admitió que albergaba resentimiento contra su hermano y su familia.

Pauleen estaba lista para comenzar el proceso de integración y para afirmar su derecho al poder. Esto significaba taparle el ojo y que enfrentara a su hermano y a su familia en una forma amorosa y compasiva. A fin de preparar a Pauleen para esta empresa, le sugerí que comenzara a desarrollar una relación más íntima con una amiga en particular. Se reunían dos horas por semana y en ese tiempo se daban masaje mutuamente y hablaban de cosas personales. Esto era importante para Pauleen, porque su esposo era la única persona con quien hablaba a nivel íntimo. Él era un gran oyente y le daba consejos con toda libertad. Este patrón de dependencia de su esposo como único contacto íntimo se sumaba a la sensación de Pauleen de ser dependiente de él para todo.

A través de su ojo derecho, Pauleen comenzó a desarrollar la fuerza de la percepción. Se volvió más independiente. Cuando aplicó esta libertad, su poder retornó. Su visión se volvió más multidimensional. Mientras fundía los objetos, podía mantener su condición integral y pedir lo que quería. Esto también transformó la relación con sus padres, hermanos y amigos.

Los sueños de la infancia

Identifique situaciones de su propia vida en las que abdicó su poder en favor de la visión de otro sobre lo que era mejor para usted. Puede recapturar el propósito de su alma. El paso inicial es evaluar su vida con sus padres o custodios. ¿Qué dilemas de la vida de ellos influyeron en sus decisiones tempranas? Después de hacer la pregunta, considere cómo podría recuperar este poder y usarlo productivamente en su vida. Si su problema visual se desarrolló en años posteriores, piense cómo podría relacionarse eso con las personas que estaban más cerca de usted en esa época. Cuando estimula el recuerdo del pasado, puede entender mejor cómo se formó su manera de percibir las cosas, y cómo ésta ha modelado la forma en que ha estado viviendo.

En un esfuerzo por recordar las influencias iniciales que le dieron forma a su vida, hágase las siguientes preguntas y escriba sus respuestas.

¿Qué sabe de la experiencia de su nacimiento (cesárea, labor prolongada, nacimiento de nalgas, etc.)?

El poder detrás de sus ojos

¿Sus padres se separaron alguna vez o se divorciaron? Si sí, ¿qué siente ahora acerca de esos hechos?

¿Es hijo ilegítimo?

¿Sus padres tenían algún comportamiento adictivo, como fumar, beber o trabajar exageradamente?

¿Su familia se mudó a una casa nueva más de una vez durante sus primeros años? ¿Alguno de los miembros de su familia manifestaba habitualmente un comportamiento colérico o gritón?

Cuando era niño, ¿un amigo importante se mudó lejos de usted? ¿usted y su familia se mudaron lejos de su amigo importante?

¿Abusaron de usted física, sexual o emocionalmente?

¿Puede recordar que haya tenido que enfrentar la muerte a temprana edad?

¿Sus padres tenían problemas por falta de dinero y seguridad económica?

¿Hubo en su vida escolar situaciones negativas que destaquen?

¿Puede recordar su primera visita a un oculista?

¿Dijo algo el oculista que pudo haber influido en su visión o en sus decisiones respecto a ver? (Pudo habérselo dicho a sus padres, en su presencia).

¿Alguna vez ha usado la lectura como mecanismo de escape?

Siendo niño, ¿leyó con poca luz?

¿Sus padres usaban anteojos?

¿Esto tuvo alguna influencia en su visión? (¿Quería usar anteojos porque su mamá o su papá los usaban?)

¿Hubo periodos en su vida en los que comió cantidades excesivas de azúcar, productos lácteos o cárnicos?

Habiendo mirado hacia su pasado, ahora vea hacia el futuro. Considere estas preguntas. Sus respuestas lo ayudarán a ver más claramente su mañana.

¿Quiere mejorar su visión para complacer a alguien?

¿Espera cambiar su carrera cuando se vuelva más claro en sus percepciones?

Al tener acceso al poder detrás de sus ojos, ¿ganará más dinero?

¿Piensa que se cambiará de su casa actual dentro de los próximos doce meses?

¿Espera iniciar una nueva relación el próximo año?

Si usa anteojos, ¿puede visualizarse usando prescripciones de lentes cada vez más débiles?

Su propósito secreto

Si tiene una enfermedad ocular, ¿puede imaginarse volviendo a su oculista y recibiendo la buena noticia de que su tejido ocular está sanando?
¿Se ve a sí mismo empleando tiempo en contribuir con una de sus habilidades o servicios a su comunidad?

Cuando era muy pequeño sus sueños fueron la expresión inicial de su alma manifestándose en el mundo. No me estoy refiriendo solamente a las imágenes que aparecían mientras dormía. Los sueños ocurren mientras está despierto, durante su juego y sus actividades creativas. Éstas son las percepciones que ayudan a producir la esencia de quién es.

Recuerdo que de niño no era lector, y sin embargo me fascinaban los libros sobre psicología. Pasaba horas en la biblioteca de nuestra ciudad recorriendo los libros de psicología en un intento de entender el comportamiento de mi familia y el mío propio. Además de esta fascinación con la psicología, me dediqué a la fotografía, en parte porque también era el interés de mi padre. Pero, profundamente, dentro de mi propio yo, la fotografía era mi forma de expresión artística, y descubrí que necesitaba esa salida para expresar mis emociones. Como niño explorador, también gozaba al estar al aire libre y ser autosuficiente.

Cuando pienso en mis actividades de la infancia, me doy cuenta del efecto intenso que tuvo mi educación inicial en la creación de un desequilibrio entre mi personalidad y mi alma. Me estimulaban a enfocarme en lo académico, y creía que ahí era donde yo sobresaldría; pero, a causa de mi visión doble y de mi necesidad de enfocar exageradamente, perdí el contacto con algunas de mis habilidades intuitivas. Posteriormente he reconocido que mi alma me está llamando a llevar la vida sencilla de ser un esposo que brinda apoyo, de educar a mis hijos y de enseñar y ayudar a los demás.

Dése una oportunidad de explorar los sueños de su infancia. Hágase las siguientes preguntas y escriba sus respuestas.

Nombre cinco cosas que tenía claras antes de los diez años.
¿Cuántos de estos sueños tempranos ha concretado en su vida diaria actual?
¿Algunos de estos sueños todavía son importantes en su vida? Si sí, ¿qué necesita hacer para que se realicen?
¿Cuáles son sus sueños actuales o sus visiones para sí mismo? ¿Cómo puede incluirlos en su trabajo, en su vida personal o en sus actividades recreativas?

Si usted es padre o madre, anime a su hijo o hija a hablarle acerca de sus sueños. Pídale a su hijo que fantasee acerca del futuro. Apoye el hecho de que se compartan estas visiones durante la cena con la familia, o antes de que el

El poder detrás de sus ojos

niño vaya a dormir. Una manera básica de estimular el humor visualizador de su hijo es limitar la cantidad de televisión que ve. En el libro *El fin de la evolución*, Joseph Chilton Pearce sostiene con fervor que la creatividad de los niños puede verse obstaculizada por la televisión. Abunda la literatura psicológica con investigaciones estimulantes sobre cómo la conducta de los niños es modificada por el uso excesivo de la televisión.

A los dos años, nuestro hijo Symon empezó a quedar absorto al ver los videos para niños; le encantaba ver las imágenes en la pantalla. Durante esos momentos, mi esposa y yo disfrutábamos la oportunidad de tener un rato tranquilo y un descanso de la paternidad. Sin embargo, estábamos horrorizados por el comportamiento colérico de Symon cada vez que sugeríamos que era hora de apagar el video. Tomamos conciencia de que Symon era adicto a la televisión. Comenzamos a poner un despertador para marcar periodos de diez minutos de televisión. Esto comenzó un proceso de "destete" que duró algunos meses.

Mientras tanto, comenzamos a grabar el material de video en cintas de audio. Esto significaba que podíamos apagar el monitor de la televisión y dejarlo escuchando sus videos. Fue divertido de observar. Symon seguía mirando fijamente la pantalla de video mientras escuchaba. Estoy seguro de que estaba viendo la imagen proyectada de su mente a la pantalla. En algunas semanas comenzó a jugar con sus juguetes mientras escuchaba... estaba viendo las imágenes en su mente.

Si desea ayudar a su hijo o hija a mantener el poder detrás de sus ojos, incluya frases positivas justo antes de que el niño caiga en el sueño. Para mi hijo, creé una historia. Mientras lo acostaba en la noche, comenzaba diciendo: "Symon es amoroso y abrazable. Symon es cooperador y hermoso. Symon es una luz brillante. Symon es inteligente y saludable. Symon es generoso y capaz. A Symon lo aman su madre y su padre. Symon es espiritual y es un maestro. Symon es colaborador y comprensivo", etcétera. Mientras pasa a las primeras etapas del sueño, su cerebro absorbe y almacena estas afirmaciones. La etapa siguiente es hacer que su hijo mismo comience a expresar oralmente frases positivas. He descubierto que estas sugestiones ayudan a neutralizar el comportamiento negativo heredado del pasado genealógico. Cuando se revelan estos aspectos de la personalidad, el alma es equilibrada por estas gentiles palabras cariñosas. Hasta los siete años, la capacidad de su hijo para integrar estos sentimientos compasivos está totalmente abierta, aun durante las horas de vigilia.

Barbara y Pam

Recuerdo una cliente que tenía problemas de conducta con su hija de seis años. Barbara era una madre soltera cuyo novio se había mudado a vivir con ella recientemente. Pam, su hija, era un fastidio. Todo lo que decía Barbara producía una reacción negativa de Pam. La conducta antagónica y caprichosa de Pam estaba causando una ruptura en la comunicación de Barbara con su novio y haciéndoles difícil hasta vivir juntos. La maestra de primer año de Pam comentó a Barbara que a Pam le estaba resultando difícil llevarse bien con los amigos de la escuela.

Como Barbara era una de mis pacientes de Terapia Visual Integral, le sugerí que recibiría a Pam para ver si podía ayudar en la situación. La visita fue sumamente desafiante. Pam no se quedaba sentada quieta y constantemente alejaba a su madre. La mayor parte del tiempo, se sentó acurrucada en el sofá y no respondía a mis actitudes juguetonas. Conseguí atraerla para que se sentara quieta de manera que pudiera tomarle fotografías de los patrones de sus iris.

Los ojos de Pam y los de su madre eran claramente diferentes. El origen de la agitación de Pam era que estaba expresando negativamente rasgos genealógicos de su familia paterna. Usando el método Rayid de interpretación del iris descrito anteriormente, miré la fotografía del ojo derecho de Pam y pude determinar que Pam tenía una naturaleza muy emotiva. Necesitaba actividades que le permitirían expresar esta emoción de manera positiva.

Cada vez que volvía de una visita a su padre Pam necesitaba tres días para calmarse. Después de leer su iris, pude crear una cantidad de oraciones de refuerzo que Barbara leyó y grabó en una cinta. Por la noche, al acostar a Pam, tocaba la cinta. También inscribió a Pam en una clase de arte para que pudiera expresar su personalidad mediante una actividad positiva, guiada.

En algunas semanas, los dividendos de esta forma de terapia dieron fruto. La maestra de Pam estaba sorprendida por los cambios en la conducta de Pam. La personalidad de la niña parecía más equilibrada, y comenzó a revelar el lado amoroso y atento de su naturaleza. Escuchar la cinta ayudaba a neutralizar las emociones negativas de Pam. A Barbara se le recordó la necesidad de su propia curación esencial, que incluía hablar de una manera más directa con su ex marido. Poco después, la vista de Barbara con lentes de contacto más débiles, prescritos como parte de su terapia visual, comenzó a agudizarse cuando se examinó con la carta de agudeza visual para hipermetropía.

La luz interior

La luz que entra a los ojos es codificada por un órgano primitivo que está en el cerebro llamado glándula pineal, a fin de estimular en el cerebro la conciencia

El poder detrás de sus ojos

de las percepciones. La luz también colorea la esencia del ser y despierta el alma. Los budistas creen que cuando la luz se imprime en el metabolismo del cuerpo, se vuelve evidente la causa original de una visión confusa. Su cuerpo recuerda cómo ver.

La mayoría de nosotros tuvo una vista clara al nacer, y después se nubló. Mientras se estaba culturizando, se impuso la borrosidad de su bondad inherente. El tantra de la Luz Floreciente de la tradición tibetana Dür Bön declara: "El cuerpo es la memoria con forma. Tiene algo que revelar. Los ojos se esfuerzan por informar de lo esencial al corazón". La visión desde el corazón da a los ojos un portal por el cual ver. Sus ojos sólo responden a lo que usted percibe como cierto. Cuando mire desde el corazón, será capaz de ver claramente su propósito oculto.

Su visión hacia el exterior procede de una mente serena. El Talmud advierte, "Sólo se puede ver lo que proyecta la mente". Se necesita serenidad para ver realmente a través de los ojos. Cuando está relajado, la mente tiene una capacidad mayor para realizar tareas milagrosas.

La luz interior se estimula en gran parte cuando usted se relaja, permite que la luz del sol entre a sus ojos y siente una conexión profunda con la naturaleza. A medida que desarrolla destreza en la práctica de la respiración integral con los ojos abiertos, se sentirá mejor sintonizado con los ciclos de la naturaleza que lo rodea. Despierte temprano una mañana y practique la respiración integral al aire libre, mientras el sol se levanta. Mi actividad de verano favorita es ir a la playa, sentarme tranquilamente y dejar que el sol del amanecer bañe mi rostro.

Escuche. Hay una multitud de sonidos en la mañana temprano. Cada especie viviente tiene un lenguaje y una comunicación propia. Cuando abre sus ojos a estas formas de vida, se volverá consciente de la clara luz que irradian. Puesto que la luz es energía, toda materia viva emana luz. Usted también. Sus ojos reciben y transmiten luz. Cuando dominan sus reacciones emocionales y pierde contacto con la vida, especialmente con la belleza visual de la naturaleza, disminuye la capacidad de sus ojos para recibir luz.

Si tiene dificultad para ver la página impresa cuando los niveles de luz disminuyen, quizá su mensaje es dejar de leer. Experimente limitando su lectura a las horas de luz diurna. Con exposiciones pequeñas, de diez minutos, temprano en la mañana o inmediatamente antes del ocaso, deje que la luz del sol despierte su calma interior. Mueva la cabeza hacia atrás y hacia adelante y pestañee a menudo. Por supuesto, evite mirar directamente el sol. A medida que se acostumbre a dejar que entre la luz del sol, descubrirá que vuelve su poder. Si es alérgico a la luz solar brillante, sus percepciones mediante Harry o Sally no se están integrando al máximo. Alternativamente, quizá haya sobrecargado su hígado comiendo alimentos demasiado ricos en aceites o grasas. Cuanto más se relaje e integre su visión simultánea, tanto más será capaz de recibir luz.

Sus ondas cerebrales, medidas en un electroencéfalograma, parecen ondas oceánicas. La mejor conocida de las ondas cerebrales es el estado alfa. Este nivel de funcionamiento cerebral produce niveles de percepción artística o intensa. La hipnosis, la meditación, la respiración integral y los estados de relajamiento inducidos son prácticas que producen ritmos alfa en el cerebro. Si se mantiene continuamente en una actitud pensativa, intelectual, es menos capaz de relajarse y llegar a alfa. Muchas personas están atascadas en su cabeza y no son capaces de relajar el cuerpo.

Una de mis pacientes, una mujer de treinta años, se sometió a regresión hipnótica que la llevó a la edad de diecinueve años, cuando le prescribieron sus primeros anteojos. Se relajó tanto durante la hipnosis que cuando abrió los ojos, efectivamente en su mente tenía menos edad. Le midieron la vista a los treinta años. Cuando regresó a los dieciocho (un tiempo antes de que usara anteojos), evaluaron nuevamente su vista. Cuando tenía treinta había un importante grado de borrosidad, mientras que su vista a los dieciocho era un 20/20 perfecto. He presenciado mejorías en la vista similares sólo por hacer que mis pacientes se relajen mediante la respiración integral mientras usan anteojos más débiles. Cuando practique la respiración integral mientras observa una vela o está en un ambiente natural, profundice su relajación. Sepa que usted también puede volver atrás en el tiempo y ver claramente. Cada reducción que hace en la prescripción de sus lentes lo está acercando a sus sueños y a su propósito. Vuelva atrás en el tiempo y descubra la claridad de visión que todavía puede recordar una parte de usted. Está despertando sus percepciones más profundas; así que mantenga un registro escrito y prepárese a enfrentar cualquier cosa que surja en su viaje.

El primer paso hacia el logro del foco interior es eliminar de su vida toda la confusión externa y completar todas esas cosas que ahora están a medio terminar. Haga el inventario de los lugares donde trabaja y vive. Liste en un diario las cosas que lo distraen de estar consigo mismo: éstas podrían incluir un trabajo en el que se siente insatisfecho, muebles viejos que ya no le acomodan, armarios llenos de ropa que no usa, cuestiones legales o contables o correspondencia, sin terminar, objetos mecánicos en malas condiciones, socios, amantes, amigos o compañeros de habitación que parecen absorberle la energía, comunicación incompleta con amigos o familiares, un auto cuyo mantenimiento cuesta más de lo que vale, aficiones ignoradas, libros y otros objetos que no ha mirado durante más de un año, promesas incumplidas, deudas sin pagar, etcétera. Después de completar su lista, considere cómo estas cosas tienen el poder de influir en su capacidad para estar sereno, para estar dentro de sí mismo y enfocarse en sus necesidades reales. Planee comenzar a deshacerse de esas cosas que ya no le sirven a usted ni a su propósito de vida.

Pase una semana cambiando su patrón normal de hacer las cosas. Salga de la cama por el otro lado o cambie el lado en que generalmente duerme. Si ve televisión en la noche, déjela apagada. Si lee de noche, elija otra actividad, o simplemente quédese sentado en calma. En lugar de pasarse veinte minutos preparando y comiendo su comida, dése una hora y media y saboréela. Tome un baño en lugar de una ducha. Quítese los lentes de contacto o quítese los anteojos en la noche en su casa. Comience a variar las condiciones de su vida para despertar otras partes de su conciencia perceptiva. Cuando está en lo borroso, y cambia su condicionamiento habitual, depende más de su foco interior, y esto despierta su alma. Escriba sus experiencias en su diario.

Ayudo a mis pacientes a identificar su ojo preferido mirando a través de un tubo de papel, como si miraran a través de un telescopio. Usted puede hacer este experimento. Usando un tubo o un trozo de papel enrollado y sosteniéndolo con ambas manos, note cuál de los ojos elige automáticamente para mirar. Éste es su ojo preferido para ver. Ahora elija un objeto que mirar, ya sea con o sin los anteojos. Cubra un ojo con la palma de la mano, después cubra el otro ojo. Note si uno de los ojos ve más claramente que el otro. Cuando esté relajado en su casa, cubra su ojo preferido con un parche. Todo lo que lo rodea parecerá más lento. Le parecerá como si la mitad de usted hubiera desaparecido. Experimente la pérdida de percepción de la profundidad que se siente cuando se intenta levantar un objeto. Comience experimentando con el parche mientras realiza varias actividades seguras, como sacar el saldo de la chequera, escribir, cocinar, limpiar y planchar. Taparse un ojo exige que la parte del cerebro asociada con el otro ojo se despierte y *vea*. Recuerde que cada ojo tiene su carácter perceptivo propio.

Mirar con el ojo derecho evoca cualidades perceptivas asociadas con el análisis, la lógica y el detalle, mientras que mirar con el ojo izquierdo evoca sentimientos, emociones y creatividad. Esta actividad con el parche le exige al cerebro que se enfoque en forma diferente a la acostumbrada manera de percibir con los dos ojos abiertos. Aumente los periodos que usa el parche sobre un ojo, hasta un máximo de cuatro horas por día si es posible. El propósito de mirar con un ojo es explorar sus percepciones y programar en el cerebro su nueva conciencia de la experiencia.

Después de quitarse el parche, la intensidad de la luz parecerá mucho mayor, y sentirá una sensación diferente de integración, la de ver con ambos ojos. Su foco será más amplio. Los colores parecerán más brillantes. Por medio de la técnica del parche, entenderá cómo enfoca a través de sus ojos.

La sensación de volverse más lento cuando un ojo está cubierto nos da la oportunidad de sintonizarnos interiormente. Estamos desconstruyendo nuestras formas normales de percibir y abriendo en la mente nuevas posibilidades de ver. Es muy atractivo mantenerse demasiado ocupado, buscando fuera de nosotros mismos las respuestas a los muchos desafíos de la vida. Escapamos a la televisión, los libros y las computadoras para evitar la búsqueda interior, pero ahí es donde realmente viven las soluciones. Debemos sintonizar cuidadosamente nuestra capacidad para ir hacia adentro, recorrer nuestra sabiduría interior y *ver* las soluciones. Esto exige práctica. Cubrir el ojo preferido en situaciones seguras es una manera de tener acceso al foco interior.

La historia de Meier Schneider, en su libro *Autocuración: Mi vida y mi visión*, es uno de los muchos milagros de recuperación. Meier Schneider nació ciego, con cataratas congénitas. Le enseñaron a leer Braille. Creció en Israel, donde una maestra le enseñó cómo cubrir suavemente sus ojos con las palmas y tener acceso a su yo interior. Se enfocó en el calor de las palmas y visualizó la energía curativa que viajaba a través de las palmas hacia los ojos. Después de meses de usar esta forma de quietud y de foco, comenzaron a producirse cambios en su capacidad para ver. Los objetos se volvieron más claros. Ahora Schneider tiene una licencia de conductor de California y una gran capacidad para mirar y para ver. El poder de curar existía dentro de su mente.

Comúnmente, la gente está convencida de que la ceguera es irreversible, pero durante muchos años cirujanos y psicólogos han documentado casos de ceguera congénita en los que la vista ha regresado por medio de operaciones. Los casos más famosos fueron reportados por von Senden en *Espacio y vista: la percepción del espacio y la forma en los ciegos congénitos antes y después de la operación*, traducido al inglés por Peter Heath.

Uno podría suponer que estos avances llevarían a los pacientes a un gozo extático. Sin embargo, Arthur Zajonc, en su libro *Atrapando la luz* nos recuerda que estos individuos anteriormente ciegos habían desarrollado una forma habitual de navegar como personas ciegas. Después de una operación de este tipo, repentinamente han incluido sus ojos para manejar su mundo, una tarea que requiere de un nuevo aprendizaje y de una participación activa. General-

El poder detrás de sus ojos

mente, aprender a ver provoca una crisis psicológica a causa del repentino surgimiento de los problemas básicos, como son las influencias hereditarias y kármicas y las experiencias vitales sin resolver, que subyacen a la ceguera. Estos problemas son activados en la mente consciente e inconsciente, y si la persona que vuelve a ver no tiene una red de apoyo a su disposición, el proceso de enfrentar (o no enfrentar) estos problemas básicos puede ser totalmente abrumador. Trágicamente, muchos de estos pacientes rechazan su vista recién hallada. Algunos se rinden del todo y se suicidan.

La Terapia Visual Integral le ofrece un medio gradual para encender su imaginación y "participar en la vista", como lo llama Zajonc. La literatura griega contiene referencias a la luz interior del cuerpo: ya en Platón, la vista ha sido usada como metáfora para "omnisciente", dice Zajonc, y se dice que "el fuego del ojo" se apodera del exterior para comprender el mundo. Hasta que llegó la ciencia y explicó la visión en términos de la óptica robótica del ojo, se acostumbraba entender la visión filosóficamente, como un proceso "alma-espíritu". Hoy ha sido relegada a la analogía de la cámara, de la luz cayendo sobre una película sensible llamada la retina. Pero "se mantiene la sobria verdad de que la visión necesita mucho más que un órgano físico que funcione", concluye Zajonc. "Sin una luz interior, sin una imaginación visual formativa, estamos ciegos".

Capítulo 8

La renovación de su visión

La verdadera autoexpresión

La curación despierta nuestros sentidos. La percepción de nosotros mismos comienza a variar. No nos libramos necesariamente de las viejas versiones de nuestros primeros videos; más bien, las nuevas percepciones se vuelven más dominantes en nuestra vista. Imagine una gran pantalla de televisión con una pantalla más pequeña inserta en una esquina. La pantallita es el pasado, que ya no puede dominar la pantalla total de nuestras percepciones ampliadas.

Después de hacer el ejercicio sugerido en el capítulo 7 de listar las inconclusiones y distracciones que hay en su vida y de registrar sus experiencias en su diario, tapándose un ojo y cubriéndose ambos ojos con las palmas de las manos para relajarse, descubrirá que rebosa de una nueva conciencia. Revise su diario personal y resuma cualquier tema que note. Por medio de su visión renovada, vea sus negaciones anteriores, sus inconclusiones y los aspectos de su vida que desea expandir. Esta nueva conciencia libera muchos sentimientos y emociones; quizá sienta cólera, resentimiento, dolor y culpa. Al emerger de sus negaciones perceptivas se abre su "caja de Pandora". Ahora está *viendo* realmente el presente, y enfrentando su verdad. En momentos como éste, irrumpe el proceso de transformación.

Joe

Joe siempre había querido ser libre y sin ataduras amorosas. En cambio, escuchó a su padre y fue a la universidad mientras sus amigos salían de viaje. Siempre había permanecido en él el deseo secreto de andar por el mundo con una mochila. Podía detectar su presencia subconsciente a través de los filtros de su actitud colérica: "Si no fuera por mi padre, podría haber viajado hace mucho

El poder detrás de sus ojos

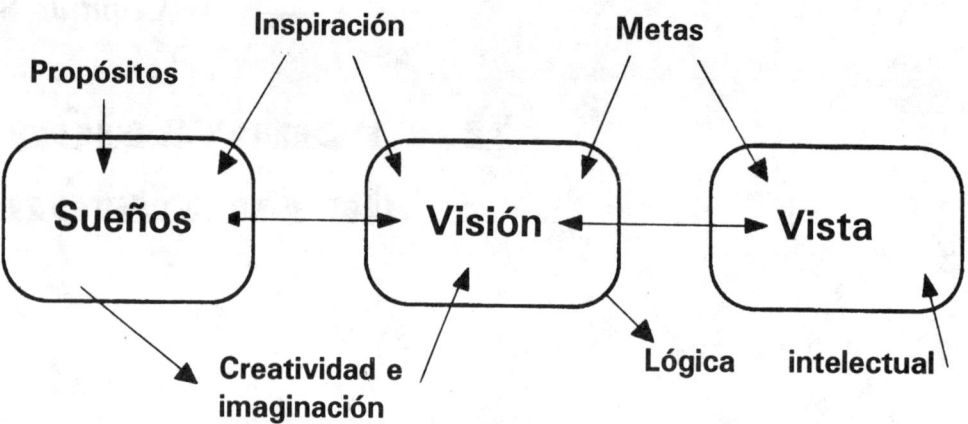

tiempo. Si no hubiera puesto mi carrera ante todo, si me hubiera quedado soltero, mi sueño se hubiera hecho realidad". Estos pensamientos estaban programados dentro de su videoteca psicológica. Aunque sinceramente Joe quería cambiar su vida y obedecer a sus pasiones, la mayor parte de este debate estaba ocurriendo a nivel inconsciente, y comenzó a tomar decisiones en su vida que crearían la oportunidad de irse con una mochila alrededor del mundo.

Joe se enfureció con su matrimonio y saboteó su carrera. Cuando tenía más de cuarenta años perdió el trabajo y le entregaron los papeles del divorcio el mismo día. Estaba fuertemente endeudado y en una condición emocional debilitada. A medida que Joe comenzó a usar diariamente la Terapia Visual Integral, las percepciones a través de sus dos ojos desarrollaron mayores grados de unidad y él liberó gran parte de sus patrones genéticos de rebeldía y negación. Sistemáticamente convirtió la energía de la cólera en *ver* su vida a través de los filtros de la pasión. Joe recuperó su amor a la cocina y a la buena condición física. A los seis años se había vuelto a casar, y se fue a pasear por el mundo con una mochila y con su esposa.

Para muchos de nosotros, la verdadera autoexpresión no recibió estímulo cuando estábamos creciendo. La autoexpresión y sus bloqueos pueden originarse en el yo genético por vía del árbol familiar, así como en nuestras experiencias de la concepción, las influencias intrauterinas, las circunstancias del nacimiento o las percepciones cuando somos pequeños. Las prácticas de crianza de nuestros padres afectan definitivamente nuestra capacidad creativa de expresar nuestro poder mediante los sentidos. De niños, constantemente deseábamos expresar nuestro verdadero yo: aprender sobre la vida mediante caerse y levantarse suavemente de nuevo, tocando algo caliente y quemándo-

La renovación de su visión

nos, fracasando en un examen y enfrentando el rechazo, ganando un premio y sintiéndonos orgullosos. Estas experiencias de aprendizaje pueden ser inhibidas o desalentadas por padres sobreprotectores, y el resultado final es el sofocamiento de la expresión del alma que emana del niño.

La búsqueda de nuestro poder para sanar nos lleva en un arduo viaje de descubrimiento cuando somos adultos. Estar plenamente vivos y con todos nuestros sentidos ardiendo al máximo es lo que causa nuestro poder interno. El viaje exige que reconozcamos los lugares donde nos rehusamos a estar "despiertos" en nuestra vida. Comienza a abrirse la ventana hacia nuestras verdaderas pasiones, y comenzamos a enfocarnos en las cosas completas y en el interior para enfocarnos en nuestro yo real. Se puede llamar a este estado del ser el yo integrado o inspirado. En un relámpago, podemos convertir el hacer y el ser en un estado de integración y equilibrio. Al mirar a los seres amados, nuestros hijos, o esposos, nos sentimos conectados. Los vemos exactamente como son; estamos libres de prejuicios y juicios, análisis, y de la carga de nuestro yo "crítico".

Les ofrezco a mis pacientes un ejercicio para lograr esta forma de foco: imagínese que le han regalado unas vacaciones gratis en Hawai. Pasará tres días tranquilos relajándose bajo el sol ardiente y el agua turquesa. La limusina lo lleva a una villa con palmeras. Después de ponerse su traje de baño, usted y su ser amado salen a caminar, atravesando la fina arena blanca hacia el mar invitante. Se pone máscara y snorkel y flota en el agua tibia, mirando hacia abajo, a las miríadas de colores y formas. Peces multicolores nadan a su alrededor y la vegetación subacuática lo intriga. Sus ojos se mueven sin esfuerzo y ve a través de su corazón abierto. El poder detrás de sus ojos surge como una inspiración. Tiene el cuerpo relajado y su imaginación se enciende. Es poderoso, claro, y está relajado y transformado.

Éste es el resuelto estado del *ser* en su visión. Puede tener acceso a él en cualquier momento, en el metro, en el supermercado, echándole gasolina al auto, trabajando, manejando o descansando en casa. El alcanzar este estado del ser depende de cómo filtre la información de su mente a través de sus ojos.

Nuestra creatividad interior es una sede de poder. La forma en que nos expresamos mediante el movimiento, escribiendo, dibujando, pintando o haciendo música, dicta el grado hasta el que seremos capaces de llegar y residir en un estado del yo inspirado, transformado. Cuando se reprimen estos componentes creativos de nuestro ser, esto afecta profundamente nuestra autoestima (el combustible de nuestro poder y nuestro espíritu). Con demasiada frecuencia, estas actividades creativas se ofrecen en un contexto competitivo,

El poder detrás de sus ojos

tal como los deportes y las representaciones escolares, más que como un viaje inspiracional de autodescubrimiento.

El descubrimiento de la autoexpresión depende de cuánto censuramos la visión con nuestra mente. Nuestra protección mental, la de ver la vida en una forma restringida, sirve para mantener intacta y a salvo la conexión emocional con el corazón. Como técnica de supervivencia, filtramos lo que estamos viendo a través de los lentes de nuestros propios temores, insuficiencias o deseos (p.e., el temor de dejar a mi hija sola en el juego rápido).

En términos psicológicos, esta censura se llama "proyección". En fotografía, podemos agregarle al lente de la cámara un filtro que resalte el color de un atardecer. Podría ser media tarde y, sin embargo, con un filtro naranja, el efecto sería el del ocaso. De manera similar, nuestra personalidad puede crear un mecanismo perceptivo filtrante que ve solamente lo negativo de una situación dada. Esto nos permite seguir señalando la causa externa de nuestros problemas (algo o alguien fuera de nosotros mismos sigue siendo responsable), y de ese modo mantenemos la altiva postura de nuestra rectitud. En tanto practicamos esta forma de visión restringida, interceptamos nuestro estado inspirado y contenemos nuestra autoexpresión creativa.

John y Maggie

John y Maggie estaban casados desde hacía tres años y tenían un hijo de dos años llamado Matthew. La visión hipermétrope de John y su patrón emocional genético, tal como lo definía la interpretación del iris, no era compatible en absoluto con la mirada miope y astigmática de Maggie y su patrón genético intelectual. Este desequilibrio creó la atracción perfecta que los unió y les permitió avanzar hacia el equilibrio en sus vidas.

Los hábitos filtrantes específicos de John comenzaron con su madre, que era una persona controladora, guiada por el intelecto. Se quejaba constantemente y hablaba de una manera emocional, sobreprotectora. El desafío perceptivo de Maggie comenzó con su padre, quien había abusado sexualmente de ella cuando era jovencita.

A causa del resentimiento y la cólera contenida contra su padre, Maggie veía a los hombres de manera distorsionada, deformada (es decir, astigmática). En tanto filtrara sus percepciones a través de este proceso de protección, los hombres no la herirían emocionalmente. Se sentía a salvo e intocable. John, por su parte, tenía que bloquear sus necesidades emocionales "haciendo espacio", empujando a lo lejos las imágenes y desarrollando una manera de ser sin foco. Cuando escuchaba hablar a Maggie, parecía como si sus ojos estuvieran realmente enfocados cientos de kilómetros más allá de ella, en su primer modelo

La renovación de su visión

femenino, su madre. Su particular estrategia de filtración resultó finalmente en que desarrollara doble visión.

La mutua atracción amorosa que sentían John y Maggie se convirtió en el escenario para que curaran los aspectos respectivos de su pasada filtración perceptiva. Por medio de la Terapia Visual Integral, John aprendió a tomar conciencia de su proyección (sus críticas proyectadas a su esposa), y Maggie eliminó sistemáticamente sus filtros defensivos y su percepción de que John quería atacarla. Al ingresar a sus yos integrados e inspirados, John y Maggie pudieron disfrutar el presente, en lugar de recurrir a las viejas proyecciones.

Maggie recuperó su poder usando unos lentes cuidadosamente diseñados que exageraban la borrosidad de su astigmatismo. Cada vez que se ponía sus anteojos nuevos, la Terapia Visual Integral irrumpía como un remedio homeopático. La luz que inundaba sus ojos en una forma especialmente dirigida activaba un foco nuevo, específico, y un punto de vista inspiracional. Después, al reconocer su cólera reprimida, convirtió la energía de esta cólera concentrándola en el papel nutriente de criar a su primer bebé, y descubrió una nueva pasión, tocar el piano.

Mediante prácticas especiales de visión integrada, John aprendió cómo estar enfocado y presente en el momento. Su desafío fue aprender a mantenerse presente con lo que estaba viendo y sintiendo. Al principio, este proceso fue desafiante; se ponía impaciente, irritable y a veces sentía algo de náuseas. Con el tiempo, sin embargo, podía estar sentado a quince centímetros de Maggie y estar realmente con ella, *viéndola* en la forma en que la había visto la primera vez que se habían conocido.

Como adultos, buscamos clases y seminarios que nos ayuden a desvelar el misterio de la imaginación. Frederick Frank, en su libro *El Zen de la vista*, usa la práctica de dibujar para inculcar la distinción entre mirar y ver. En el estado "fluido" del dibujo podemos convertirnos en lo que estamos mirando. He estado aplicando el mismo criterio a mi fotografía. Estoy "viendo profundamente", como dice Dewitt Jones, fotógrafo del *National Geographic*, y fundiéndome con lo que estoy viendo. Esto aumenta la sensación de estar conectado con la vida.

Steven

El padre de Steven era un hombre dominante que aplastaba su alma cada vez que Steven abría la boca. Como banquero comercial, el padre de Steven usaba un filtro visual de prestigio, imagen y clara lógica empresarial; también deseaba que Steven siguiera sus huellas. Steven trabajaba en el banco con su padre, pero la foto de su iris reveló que tenía una sensibilidad emocional proveniente del paquete genético de su madre. Sin embargo, cerró sus emociones a muy del paquete genético de su madre. Sin embargo, cerró sus emociones a muy temprana edad y era introvertido, desconfiado y negativo. Este giro interior se manifestó externamente como angustia en forma de miopía.

Como paciente mío, Steven fue capaz de volver a familiarizarse con su yo emocional y que éste lo inspirara. Cuando integró su lado sensitivo con el don de la lógica de su padre, Steven pudo enfocarse en dejar su carrera bancaria para comenzar una nueva profesión.

Una vez que había tomado esa decisión, apenas se le podía reconocer. Los ojos le brillaban con el entusiasmo de un niño de dos años. Una traviesa energía emanaba de su voz cuando anunció que iba a ser piloto. Éste era un salto grande para él, pero en el estado integrado Steven tenía la inspiración y el poder detrás de sus ojos como para despegar hacia una nueva vida.

Una intervención drástica

A comienzos de los 80, cuando desarrollé mi programa de veintiún días para la renovación de la visión, mi enfoque fue considerado muy drástico:

NORMAS DEL PROGRAMA DE VEINTIÚN DÍAS

Obtener una prescripción más débil, 20/40.

Usar los lentes sólo durante situaciones peligrosas.

Eliminar de la dieta toda carne roja y productos lácteos.

No agregar azúcar ni comer alimentos con azúcar.

No usar productos de harina refinada.

No consumir alcohol ni bebidas preparadas embotelladas o enlatadas.

No usar cigarrillos, tabaco, drogas recreativas, bebidas con cafeína ni medicamentos innecesarios.

Usar un parche todos los días, durante veintiún días, un máximo de cuatro horas diarias.

No ver televisión tarde en la noche.

No leer por placer (novelas, revistas) ni hacer crucigramas.

Empezar a cantar, dibujar, pintar, esculpir o escribir.

Practicar juegos visuales todos los días.

Comer granos, verduras, legumbres y otros alimentos sanos enriquecidos con plantas marinas como kelp, kombu, wakame, arame y hijiki.

Llevar un diario.

Ejercitarse o mover el cuerpo por lo menos durante quince minutos todos los días.

La renovación de su visión

Los consumidores de hoy, orientados hacia la salud, podrían practicar este plan más fácilmente, sin embargo, para muchas personas tomará algún tiempo adoptar estos pasos para adquirir un nuevo patrón de hábitos.

En mis observaciones clínicas, las personas que simplemente adoptaron este estilo de vida, literalmente de la noche a la mañana, fueron aquéllas que ya tenían un apoyo cotidiano. Cuando busque un optometrista que practique la terapia visual, asegúrese de tener también este apoyo. Quizá desee hablar con un consejero, un sacerdote o un amigo sobre los cambios que podrían ocurrir durante el proceso.

No siempre será necesaria una intervención tan drástica como el programa de veintiún días. A veces, todo lo que necesitamos es un cambio drástico de actitud. Tenga cuidado de no caer en la trampa de pensar que el proceso de integrar su visión requiere *hacer* más. Con tanta frecuencia en la vida creemos que necesitamos mucha ocupación externa para provocar cambios en el interior. Muchas personas que conozco han pensado: "Haré dieta durante un mes, haré ejercicios vigorosos, tomaré cursos nocturnos y abandonaré el café para convertirme en una persona íntegra, saludable". La visión integral es un desarrollo natural, y cada etapa del viaje es un descubrimiento natural. Descubrirá que hasta un solo giro perceptivo puede estar cargado con un nuevo aprendizaje e inspiraciones que pueden volverlo consciente.

John

John necesitaba anteojos. Como médico, necesitaba enfocar claramente cuando practicaba cirugía y leía documentos. Su oftalmólogo había escrito una prescripción de +2.75. El signo más indica hipermetropía. Esto lo preocupó enormemente porque le gustaba volar aviones. Necesitaba una *mirada* vivaz, clara, para volar, así como una vista clara y precisa para la cirugía.

Normalmente, la respuesta oftalmológica u optométrica sería bastante simple: un lente de foco variable, o bifocal, que le permitiría a John enfocarse nítidamente a diferentes distancias. Este enfoque parece perfectamente sensato. Sin embargo, exploré más profundamente a John como persona y pasé unos quince minutos haciéndole preguntas específicas como éstas:

¿Cuándo notó por primera vez la visión borrosa?
En una escala de uno a diez, ¿cuán feliz es usted en este preciso momento?
¿Cuál es su programa alimenticio diario?
¿Cuáles son sus aficiones?
¿Cómo se siente al tener que usar anteojos?

Estas preguntas provocaron una plétora de información. Con cincuenta y

El poder detrás de sus ojos

cuatro años, John había iniciado recientemente un programa de ejercicio físico, y cavilaba sobre la buena condición de sus ojos y su visión. La borrosidad ocurrió por primera vez durante un periodo de intensa alteración emocional, el final de su matrimonio de doce años. Después del divorcio se había casado con una mujer mucho más joven, y ahora tenían una hija de dos años. Su nueva esposa estaba muy interesada en el desarrollo personal y había sido decisiva en la apertura de John a las nuevas ideas del autodesarrollo.

Los martes, John se inscribió en clases de asesoría en la universidad local para desarrollar más la habilidad para estar con sus pacientes. John también había comenzado a ver la enfermedad y la patología bajo una nueva luz. Quería que sus pacientes tomaran un papel más activo en su rehabilitación. En la mente de John la enfermedad ya no era una sentencia de muerte, era una oportunidad para crecer.

Armado con esta información sobre John, estuve en una posición segura para diseñar un programa de Terapia Visual Integral para él. Tomé el enfoque Zen. En el occidente se lo conoce como principio K.I.S.S. (por sus iniciales en inglés, "Keep It Simple, Sunshine", es decir, Manténgalo simple, luz solar). Sugerí que John usara un +1.50 para todas sus actividades de lectura, una potencia de lente que era casi la mitad de su primera prescripción.

Determiné que su calidad de visión era lo bastante alta como para hacerse cargo de la mayoría de sus actividades de visión cercana con su prescripción más débil. En treinta minutos, le enseñé a John a practicar el reenfocamiento de su atención sacándola del libro para mirar a larga distancia, y a mover los ojos mientras respiraba y parpadeaba. En esta etapa, la agudeza de su visión para manejar o volar sin anteojos era de un 75 por ciento, con los dos ojos abiertos. John se fue de vacaciones con su familia a la costa este. Regresó a verme un mes después y compartió la siguiente historia.

Mientras estaba de vacaciones, lo invitaron a hacer recorridos en un hospital y a ver un caso en particular. En ese momento, se le pidió que realizara su procedimiento quirúrgico exclusivo. El primer pensamiento que le atravesó la mente fue: "No tengo mis anteojos para leer de +2.75. No es posible que haga esta cirugía". Su única posibilidad era usar la conciencia cosechada del programa de Terapia Visual Integral: respirar, parpadear, mover los ojos, mantener el foco cerca, lejos, cerca, lejos, y usar los "lectores" de +1.50.

La cirugía fue un éxito. También la agudeza de su visión. En un mes, John ya había adquirido un 20 por ciento adicional de agudeza visual al mirar lejos, lo que significaba que ahora podía volar sin anteojos. Desde entonces, a menudo ha practicado cirugía usando la prescripción más débil.

La renovación de su visión

Julie

Julie usaba lentes de contacto durante todas las horas de vigilia. Estos lentes le permitían tener una vista excelente pero al mismo tiempo sepultaban la pérdida de poder detrás de sus ojos. Mientras miraba a través del poder de sus lentes de contacto (sin importar cuánto desarrollo hubiera en su vida), su propio poder innato estaba atrapado en un proceso adictivo. Los lentes de contacto enfocaban *por* ella, en lugar de permitir que floreciera su poder interno.

A los cuarenta años había usado los lentes de contacto durante once años. La potencia era -3.50 en el ojo derecho y -3.75 en el izquierdo. La percepción de Julie a través de su ojo izquierdo era consistentemente más borrosa que el derecho, a pesar de que la diferencia era sólo de un cuarto de dioptría. Esto significaba que su poder a través de Sally era menor que a través de Harry, y potencialmente la influencia de la herencia genética del lado materno de la familia era más desafiante. Julie me informó que su relación con su madre había sido difícil. (Los resultados de la vista de Julie comparados con cómo veía realmente demuestran cómo las adaptaciones perceptivas en la visión pueden ayudar a explicar los antecedentes causales de las dificultades oculares).

Estimé que podía debilitar la graduación de sus lentes externos por un +1.50. Además, decidimos debilitar la graduación del lente derecho, lo que crearía más borrosidad frente al ojo derecho. Esto activaría una mayor percepción a través del ojo izquierdo. Esta forma de prescribir lentes es "terapéutica", por oposición a la acostumbrada "agudeza de la visión". Cuando Julie se puso sus anteojos nuevos, con -0.50 en el ojo derecho y -1.25 en el izquierdo, el efecto terapéutico y homeopático fue el de estimular su percepción a través del ojo izquierdo y así despertar su poder femenino (Nota: Este enfoque sólo se usa cuando un paciente está activamente comprometido con la Terapia Visual Integral). Además de los anteojos, también usaba lentes de contacto de -1.25 para bucear y otras actividades al aire libre.

Antes de conocer a Julie, ella había estado experimentando estados variables de depresión y ansiedad y estaba tomando el antidepresivo Prozac. Julie alababa la medicina como milagrosa a causa del profundo efecto calmante que tenía en ella. Jamás había conocido antes periodos tales de dichosa paz.

Después de comenzar la Terapia Visual Integral, Julie recibió su siguiente llamada a despertar mientras viajaba en el exterior, cuando la atacaron físicamente y le dieron una puñalada en el brazo izquierdo. Se le terminó el Prozac después de que la apuñalaran, y decidió dejar de tomarlo. Comentamos el vínculo metafórico entre el brazo izquierdo y el ojo izquierdo. Por medio de la Terapia Visual Integral Julie llegó al punto de lograr la misma calma por medio de sus ojos que la que había experimentado mediante el medicamento. Como dice ella: "Puedo tener una calma natural que antes sólo lograba tomando Prozac".

Julie ahora tiene -0.75 en cada lente de sus anteojos y los usa sólo para manejar. La agudeza de su visión desnuda es de 78 por ciento. Ésa es una mejoría del 50 por ciento, y su visión está mejorando cada día. Un periodo de siete meses de Terapia Visual Integral, unida a muchos años de desarrollo personal, está produciendo cambios milagrosos en su vida y su visión. A los cuarenta, toda su vida se abre frente a ella. Tiene más confianza en sí misma y ha recuperado el poder detrás de sus ojos. En nuestra última visita comentó: "Estar con mi visión desnuda es estar conmigo. No me estoy tapando".

Vea las crisis claramente

Tómese un momento y considere varias crisis a las que ha tenido que enfrentarse en su vida. Pueden incluir:

Muertes
Abuso emocional o físico
Alcoholismo
Separaciones o divorcios
Mudanzas frecuentes
Presión en la escuela
Rivalidad con compañeros o hermanos
Elecciones equivocadas de carrera/cónyuge/amante
Falta de dinero
Enfermedad
Abuso de sustancias
Adicción al trabajo

Generalmente, no es fácil *ver* claramente durante una de estas crisis percibidas. La naturaleza de la mayor parte de la Terapia Visual Integral es sacar estas crisis a la superficie, especialmente si la parte inconsciente de su ser tuvo que cerrarse para evitar una herida emocional (la personalidad necesita proteger la parte vulnerable, del alma, del ser).

Cuando, por medio de sus ojos y de su visión, comienza a estimular una manera integral de ser, pueden volver a salir a la superficie sus viejas evasiones y crisis. Desde su visión integrada y usando el mecanismo de biorretroalimentación de sus ojos, puede comenzar a ver estas crisis más claramente.

Durante mis años de escuela primaria, como no leía, experimenté mucha

La renovación de su visión

frustración y burla. Para mí, ir a la escuela era casi una crisis diaria. Desarrollé elaboradas estrategias para compensar mi temor al fracaso. Los días que me llamaban a leer frente a la clase, a hacer una presentación oral o recitar, fingía que estaba enfermo. Todavía no era capaz de enfrentar el dolor emocional de sentirme inadecuado y diferente a mis compañeros. En cambio, me enfocaba en aquello en lo que podía tener éxito (la fotografía y las amistades) y en mi amor por el aire libre. El lado malo fue que en años posteriores siguieron emergiendo más crisis, esta vez con la intensidad de huracanes.

De niño podía evitar con éxito las situaciones, pero como adulto tenía que enfrentar mis crisis porque llevaban en sí consecuencias de importancia vital. El logro de la seguridad financiera, la educación de los hijos y encontrar mi realización eran asuntos que no podía evitar, a pesar de mi miedo al fracaso. Afortunadamente, mis llamadas a despertar me trajeron ricas experiencias de aprendizaje, y resistí las tormentas. Preferí ver las crisis como oportunidades para renovar mi visión.

El fotógrafo del *National Geographic*, Dewitt Jones da el siguiente consejo: "Cuando vea algo agradable que le gustaría fotografiar considere el objeto o la vista desde diferentes puntos estratégicos. La fotografía final puede tener hasta de cinco a quince posibilidades correctas más. Hay muchas soluciones creativas hasta llegar a lograr la decisión final." En la vida también hay muchas formas de ver claramente las crisis. Es cuestión de abrir los ojos a esas posibilidades que son los diferentes puntos de vista.

El verdadero *ver* es responder a ese don y desafío que hay en cada crisis. Ir con la corriente se convierte en la oportunidad. La mayor parte de la naturaleza está diseñada de acuerdo a este principio. Como pescador, observo el ir y venir de las mareas. Como fotógrafo, disfruto los amaneceres y atardeceres. No puedo controlar la hora en que el sol se va a poner para sacar la fotografía perfecta. Necesito planificar para estar preparado, como dice el lema de los exploradores.

Enfrentarse a los desafíos de los padecimientos oculares y de la visión requiere la misma flexibilidad. A veces, los enfoques de la Terapia Visual Integral que he sugerido han dado buen resultado. En otras situaciones tal vez se necesite una solución más alopática (que incorpore cirugía o medicamentos). Como regla, uso las formas alopáticas de atención de la visión para ayudarme a definir los desafíos específicos, y después uso la Terapia Visual Integral para responder a ellos. A veces entrelazo las dos. Cada situación es única.

Mary

Mary ya había disminuido su dependencia de los anteojos para ver de lejos. Cuando estaba cerca de los sesenta, su visión comenzó a volverse nuevamente débil y borrosa. Su oftalmólogo le diagnosticó cataratas en ambos ojos y recomendó una operación. Mary decidió ir adelante con la cirugía que le implantaría un lente en cada ojo. También decidió usar ciertos componentes de la Terapia Visual Integral antes y después de la cirugía.

Ayudé a Mary a diseñar una cinta de audio de autocuración, que trataba todos sus temores a la ceguera y le enseñaba a activar sus propios poderes de autocuración. Usó esta cinta como un instrumento para aumentar la cicatrización del tejido ocular que rodeaba al lente implantado. Su respuesta fue excelente. En sólo unas semanas, sus ojos pudieron ver muy bien a través de los lentes implantados y volvieron la confianza visual y el optimismo de Mary.

Nadine

De jovencita, Nadine tenía un ojo derecho perezoso. Su padre estuvo ausente la mayor parte de su infancia, y sus ojos se volvieron bizcos. Los ojos de Nadine eran un lugar de gran vulnerabilidad.

Persona emocional, llevaba en sí mucha cólera y resistencia. Durante sus años adolescentes ignoró los desafíos que se le presentaban a través de sus ojos, pero el deseo subyacente de ser una persona total le presentaba continuamente los mensajes de sus ojos. Al principio eran mínimos, pero así eran su intención y dedicación. Sólo prestaba una atención casual a las señales sutiles. Estaba perdiendo más vista en su ojo derecho.

Cuando tenía veinticinco años, Nadine comenzó a aplicar medidas de terapia visual, pero no se había comprometido plenamente a cambiar el camino de su vida. Se necesitó una crisis total para que comenzara a responder a lo que sus ojos le habían estado diciendo. El oftalmólogo no pudo diagnosticar un padecimiento específico, pero la menguante visión del ojo derecho era indicación suficiente de que se necesitaba una cirugía explorator.

Después de mucha deliberación, Nadine decidió seguir adelante. La cirugía y los exámenes siguientes no revelaron ninguna malignidad, y en las semanas siguientes sus ojos continuaron curándose mientras ella aplicaba la luz de colores y las palmas de las manos.

No obstante, después de un tiempo Nadine volvió a concentrarse en los planes de su carrera. Comenzó a olvidarse de cuidarse, de dedicarle tiempo a sus necesidades metafóricamente reflejadas a través de su ojo derecho. Le había aconsejado que fuera más despacio, que se nutriera, que hiciera tiempo para la relación con su novio y que abriera el corazón a lo que era importante para ella, más que concentrarse sólo en las necesidades de la supervivencia y de llegar a fin de mes. Después de una infección recurrente en el ojo y de una breve estancia en el hospital, decidió responder siguiendo el enfoque más integral de dedicarle tiempo a su autocuración. Creó un programa diario que usaba el color, imaginando la regeneración del nervio óptico y expandiendo su campo de visión para poner en acción esta nueva conciencia.

Imagine su salud visual

Usted puede usar el siguiente material para diseñar su propia narración en una audiocassette con la finalidad de inducir la curación mediante el refuerzo positivo. Incluya los comentarios apropiados para su padecimiento ocular en particular.

Póngase cómodo. Acuéstese, o siéntese en el suelo o en una silla. Comience a respirar de manera integral. Cierre los ojos y relaje todo su cuerpo mientras comienza la audiocinta. Ésta es una sugerencia de narración: "Con cada aspiración, me siento más y más relajado. Siento que todo mi cuerpo abandona la tensión muscular y la rigidez. Mientras respiro siento que mi mente activa se queda quieta. Siento paz en todo mi cuerpo. Mientras respiro traigo a mi conciencia la calma de un atardecer. Oigo gaviotas encima de mi cabeza y el susurro de las olas. Con cada respiración veo los colores intensos del sol que se pone. Los naranjas, rojos y rosas se ven vibrantemente vivos. Mientras respiro me siento más y más relajado. Uso esta sensación de tranquilidad para liberarme de mis desafíos diarios y volver mi visión al equilibrio.

Con cada respiración, me vuelvo más y más relajado. Siento que la rigidez de los músculos de mi cuerpo se derrite como nieve en un día soleado. Respiro, respiro, respiro y me aflojo. Se siente tan bien simplemente aflojarse. Mi vida se está volviendo más simple a medida que dejo que esta relajación pase por cada fibra muscular de mi cuerpo. Siento la rigidez de mi personalidad controladora desvaneciéndose en la distancia, como un águila que se eleva en el cielo. Mientras respiro, traigo esta sensación relajada a mis ojos. Siento que que los músculos alrededor de mis ojos comienzan a desenredarse, como un resorte comprimido que se libera. Se siente maravilloso dejar que mis ojos asuman su postura relajada normal. Siento una cálida sensación que se mueve a través de mis ojos, como los rayos del sol veraniego que descienden atravesándolos. Con cada respiración relajada, siento la vitalidad y vivacidad que vuelve a mis ojos. Siento que mis ojos son hermosos y claros..."

Ahora su audiocinta debe incluir una o más de las siguientes imágenes específicas para ayudarlo con su problema ocular particular. Invente una oración propia en primera persona, que empiece por "yo".

El poder detrás de sus ojos

Para miopía

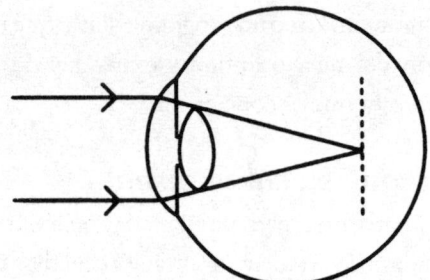

Imagine que mira su globo ocular, donde la musculatura se está relajando, el globo del ojo se está acortando y la córnea se está achatando. Visualice sus ojos enfocándose en el exterior, hacia el espacio.

Para hipermetropía

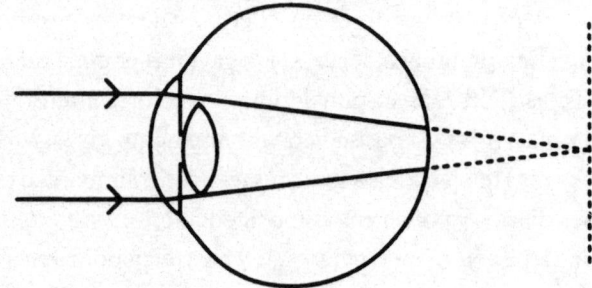

Imagine que el globo del ojo se está alargando y el músculo que sirve para enfocar es capaz de cambiar de forma con mayor velocidad y facilidad. Imagínese enfocando más fácilmente a distancias más cercanas.

Para astigmatismo Imagine una córnea más esférica. Respire hacia la córnea y el lente, reduciendo así la tensión de los músculos que rodean sus ojos.

Para ojo perezoso Visualice estos músculos cambiando de tensión para permitir el regreso del alineamiento exacto. Imagínese mirando a través de sus ojos y viendo el mundo con los dos ojos, mirando directamente adelante y con ambos ojos trabajando juntos.

Para ojos bizcos o desviados Imagine que una luz amarilla y naranja entra en su así llamado ojo perezoso. Libérese de la percepción limitante de que este ojo es débil. Haga que la luz estimule la parte de atrás del ojo, en el área de la retina llamada fovea. Imagínese que está anidado en el surco que está en la parte trasera del ojo conocido como la mácula. Sienta que la fovea y la mácula están siendo estimuladas y que despiertan.

Para despertar la percepción con ambos ojos

Si tuvo dificultad para ver dos pulgares cuando miraba más allá de su pulgar estirado, imagine que puede lograr ver dos pulgares en su mente. Continúe su respiración integrada, y visualice que la retina de cada ojo está dispuesta a recibir la luz que llega. Por medio de su respiración, despierte su sensibilidad foveal enviándoles su sincera energía amorosa a las foveas y retinas de los ojos para aumentar su habilidad para tener una visión simultánea. Imagine los aspectos femenino y masculino de su naturaleza que desea manifestar en su vida.

Para la distrofia de la córnea

Considere los nutrientes vitales que fluyen a la córnea, y que esta magnífica estructura, con la forma de la biosfera, se está regenerando. Imagínese que la córnea se vuelve cada vez más clara, como una ventana recién limpia.

Para el keratocono

Cree la imagen de una media esfera. Finja que puede masajear su córnea para devolverla a su forma esférica perfecta sin ninguna molestia ni dolor. Sienta su poder que brota y regresa a su corazón y a sus ojos.

Para el glaucoma

Sienta la facilidad con que los fluidos acuosos de sus ojos pueden drenarse desde el frente (detrás de la córnea) hacia la parte de atrás del ojo. Deje que se escurran todas las presiones de su vida mientras respira y se mantiene perfectamente relajado. Vea su nervio óptico regenerándose mediante los nutrientes que hay en los alimentos sanos que usted está ingiriendo. Imagine que las presiones oculares disminuyen cada día cuando se relaja y permite que la visión integral vuelva a su vida. Finja que está de regreso en el consultorio de su oculista y nota la expresión sorprendida de su rostro mientras le dice que la presión en sus ojos ha disminuido. Sonría ante su éxito.

Para cataratas

Enfoque su atención en el lente de su ojo, la estructura que está detrás de la pupila. Imagine la última vez que limpió una ventana. Una catarata es como una ventana sin lavar, nublada. Con cada respiración, imagine que la ventana de su visión se está volviendo más limpia y más transparente. Imagine que los desechos que hay en el lente de su ojo representan la confusión inconclusa de su vida. Mientras completa la inconclusa ocupación de su existencia, puede restaurar la claridad de sus lentes.

El poder detrás de sus ojos

Para las manchas

Considere la gelatina vítrea de sus ojos, detrás del lente y frente a la retina. Después de examinar proyectos y situaciones que todavía están flotando innecesariamente en su vida, imagine que las manchas flotantes de su ojo se disuelven como mantequilla en una sartén. Si tiene un padecimiento físico serio, como la diabetes, en la que las manchas flotantes son comunes, permita que un sentimiento de bienestar permee todo su cuerpo durante esta práctica. Sienta que las vitaminas, minerales y antioxidantes energéticos provenientes de su dieta sana estimulan su bienestar total.

Para desprendimiento de la retina o del humor vítreo

Imagínese que el desprendimiento es como un alerón que se ha volteado hacia arriba. Mientras continúa su sensación de relajación, imagine que toma el alerón y lo reinserta en la retina o en el humor vítreo. Medite dónde pudo haberse desprendido de algún aspecto vital de su vida, o de sus sueños y visiones. Su personalidad, basada en la supervivencia, ¿dónde lo ha alejado de su alma?

Para otros padecimientos de la retina

Disfrute su estado de relajamiento y reflexione sobre esta sensación de bienestar total. Diga: "Para mí es seguro sentir, sentir, sentir, sentir, sentir y sentir". Imagine que su sangre saludable está llevando ricas fuentes de nutrientes a su retina. Sienta que su tejido dañado se está regenerando con cada momento de relajación. En este estado del ser, tiene el potencial de activar los extraordinarios poderes curativos de su cerebro y su mente. Sienta que el tejido de su retina se vuelve vivo. Deje que los bastones y conos inactivos comiencen a funcionar con un espíritu y entusiasmo renovados.

Para padecimientos del nervio óptico

Siéntase fluir a través de la vida con facilidad. Comience este viaje en su cerebro, donde el nervio óptico inicia su viaje descendente, tortuoso, a través de las radiaciones visuales, hacia la parte trasera del ojo. Vea este sendero como una larga cuesta de esquí. Mientras la sangre y los nervios fluyen con energía, sienta que sus nervios ópticos se estimulan, como si estuvieran despertándose de un sueño profundo. ¿En qué lugar de su vida sacrificó su avance? ¿Dónde se siente estancado? Comprométase a resolver estas situaciones para recuperar su visión natural, sana.

Para la degeneración de la mácula

Viaje a la parte posterior del ojo, a la depresión central de la retina. Respire, reconociendo que está sobrecargando la mácula con deliciosos granos integrales, tales como arroz integral y mijo. Estos cereales le proporcionan a la mácula las necesarias vitaminas del complejo B. ¿Qué parte de su vida ha comenzado

La renovación de su visión

a deteriorarse? ¿Es real su visión de esta situación, o es una percepción ilusoria basada en el temor? A medida que desarrolla su capacidad para relajarse profundamente, deje que su mente descubra nuevas soluciones a estos desafíos.

Póngase en contacto con su cólera y frustración ocultas. Bostece ampliamente y sienta que la tensión de los músculos de su cuerpo, rostro y ojos se va flotando como un copo de nube en el cielo. Medite sobre esos aspectos de su vida en los que no ha perdonado a los demás. Comience a enfocar estas situaciones desde lo profundo del corazón. Decida completar los ciclos de estos acontecimientos pasados que han resultado en su decisión a aferrarse a su cólera pasada. Si la cólera que siente tiene por objeto castigar a otros, pregúntese si realmente que *usted* se aferre a su cólera los está hiriendo a *ellos*, o si solamente lo está bloqueando para que siga gozando su vida.

Para cualquier padecimiento del ojo que termine en "itis"

Ahora siga con la narración:

Estoy seguro de que dentro de mi corazón amoroso y compasivo existe la capacidad de sanar mis ojos y mi visión. Puedo sentir que mi claro propósito se manifiesta en el plano terrenal. Mi visión de la vida se está volviendo más clara cada día que me mantengo relajado y les permito a mis ojos que vean claramente. Mientras respiro, siento una calidez que va de mi corazón a mis ojos. Siento un nivel más profundo de integración de mis percepciones a través de Harry y Sally.

Cuando termine la meditación, vuélvase lentamente consciente de su cuerpo. Parpadee, abra los ojos y vuelva a estar en la habitación. Deje que entre la luz, sintiendo los ojos refrescados. Después de tomarse unos minutos para ajustarse a su estado relajado, continúe con su día. Su intrépido viaje hacia la visión clara continúa.

Capítulo 9

Las oportunidades de la vida

Recupere su poder: su visión sin lentes

Los lentes de contacto son la maravilla de la visión del siglo XX. Desde su lanzamiento inicial, cuando los usuarios tenían que ir aumentando el tiempo de uso, hasta la comodidad de los desechables, los lentes de contacto han costado caros a la conciencia humana. Cuanta menos atención prestemos al milagro de nuestra visión desnuda, más visualmente inconscientes nos volveremos. La exagerada agudeza creada a través de los lentes de contacto crea un foco forzado.

Los lentes de contacto actúan como un poder externo que nos priva de la oportunidad de generar nuestra propia visión. Asumimos un lugar protegido detrás de la barrera de los lentes, entre nuestro corazón y lo que vemos en el mundo. Los lentes de contacto son la forma más refinada de inconsciencia visual. Después de afirmar esto, permítame agregar que no estoy en contra de los lentes de contacto. Por el contrario, veo todos los lentes de manera similar: deben ser recetados de manera tal que considere a la persona en su totalidad.

Piense por un momento: en la mayoría de los casos, cuando sospechamos que algo malo les pasa a nuestros ojos, le entregamos nuestro poder al oculista, quien literalmente decide cómo vamos a ver en el futuro. Las inclinaciones y prejuicios del doctor impregnan la prescripción de los lentes, eliminando así nuestras decisiones. La mayoría de las veces, las prescripciones, tanto de lentes de contacto como de anteojos, tienen un foco demasiado fuerte. Quizá al mirar claramente a través de la graduación de estos lentes *vemos* menos porque tenemos que participar menos. Nuestros ojos no necesitan enfocarse, así que, a nuestra vez, no necesitamos enfrentarnos íntimamente a nosotros mismos. Esto es especialmente cierto en el caso de los lentes de contacto. Nos los

Las oportunidades de la vida

colocamos en la mañana y durante el resto del día seguimos ajetreadamente con nuestra vida, sin darle un segundo pensamiento a nuestra visión. Los anteojos, por lo menos, nos los podemos quitar, descansar nuestros ojos y enfrentar los temores y negaciones presentadas a través de nuestra visión a simple vista.

La industria del cuidado de la vista ha perpetuado la creencia de que necesitamos tener una visión 20/20 para poder conducir y no tener accidentes. Es un enfoque seguro. La mayoría de los estados y provincias, sin embargo, da una tolerancia del 16 por ciento para manejar. Esto significa que podemos conducir con un nivel de visión utilizable del 84 por ciento. Una pérdida de claridad del 16 por ciento no tiene un impacto dramático en los tiempos de reacción al conducir.

Muchos oculistas afirman que necesitamos una visión 20/20 para ver a un niño cruzar la calle, pero en realidad la visión periférica de la retina es mucho más sensible que la fovea para captar el movimiento en los bordes de nuestro campo visual, especialmente en presencia de una borrosidad del 16 por ciento. ¿Por qué?, porque la ligera borrosidad de la vista nos fuerza a estar más presentes y conscientes de lo que está sucediendo. Recuerde, el enfoque de la luz sobre la retina origina una mayor sensación. Esta conciencia de lo que está alrededor de nosotros amplía nuestra perspectiva.

El efecto debilitante de una graduación demasiado fuerte es que crea una separación. ¿Alguna vez se ha puesto sus nuevos anteojos y ha sentido como si todo el mundo estuviera más lejos? ¿O que la superficie sobre la que va caminando parece saltar hacia usted, o curvarse como una alfombra voladora? Esta percepción inicial es su cerebro ajustándose a la manera de *mirar* a través de la nueva graduación de sus lentes. A través de ese velo ilusorio el mundo parece claro. No obstante, el corazón sabe que no es así: el mundo sigue *sintiéndose* peligroso. Las percepciones siguen siendo atemorizantes y continuamos deshaciéndonos de nuestro poder inherente. Nuestro trabajo, relaciones, negocios y responsabilidades se ven a través de los lentes artificiales del prejuicio y la seguridad.

La solución es renovar poco a poco el propio poder. Se puede ir disminuyendo la graduación de sus lentes, dándole tiempo para ver mediante una influencia externa cada vez menor. Comienza a tomar decisiones propias. A medida que se vuelve a tener acceso al poder detrás de los ojos, la vida parece ir más despacio. Hay tiempo para oler las flores y descubrirse escuchando lo que dice la gente. La conversación interna se reemplaza por una sensación de quietud parecida al amanecer, un sentimiento de paz que irradia todo su cuerpo.

El poder detrás de sus ojos

Para aquellos de nosotros que hemos usado lentes graduados durante muchos años, la exploración de la vista es un estado de iluminación y de estar íntimamente enfocado en el yo. Este foco interior expone la vulnerabilidad y los temores. Pase tiempo en su hogar, gozando y *estando* con su visión desnuda. Muchos de nosotros hemos olvidado cómo experimentar lo que simplemente es... sentirnos vulnerables, hacer menos, comenzar a ver por medio de los otros sentidos y sensaciones del cuerpo. Deje que se relajen los músculos de alrededor de los ojos, luego haga que sus manos exploren un objeto conocido. Experimente lo que es en lugar de lo que usted piensa que es.

Cuanto más entregamos nuestro poder a alguien o al algo que está fuera de nosotros mismos (el jefe, el trabajo, la firma, su esposa, esposo, madre, padre), mayor es la probabilidad de que estas percepciones distorsionadas se vuelvan físicamente evidentes en las medidas de la refracción de los ojos.

Desde los años cincuenta, los optometristas de la terapia visual han usado un instrumento especial, llamado retinoscopio, para observar y medir estas influencias mente/poder sobre la función ocular. Mientras está contemplando un pensamiento en particular, el optometrista de la terapia visual examina el reflejo de la retina como se ve en la pupila del ojo. Un solo pensamiento, sentimiento o emoción puede modificar la intensidad y grado de este reflejo. Una respuesta de temor puede alterar en gran medida el reflejo que se percibe.

Si llega al consultorio de su oculista lleno de miedo, la prescripción de sus nuevos lentes probablemente reflejará el estado emocional en que se encontraba en aquel momento. Pídale a su optometrista que realice el examen de la vista sin usar gotas, que paralizan el mecanismo de enfoque de sus ojos (la parálisis de su poder para enfocar claramente durante el examen da por resultado que tenga que usar una graduación más fuerte y adictiva en los lentes y que se sienta menos poderoso).

¿Cuánto poder le entregó al oculista durante el examen de la vista? ¿Estaba totalmente relajado? Antes de que comience su próximo examen de la vista, tómese unos momentos para respirar y desplace su foco en diferentes direcciones. Haga esto también durante los procedimientos de las pruebas. Pida la graduación mínima para tener 20/20, o mejor aún, use una graduación 20/20 sólo para manejar y durante otras actividades de riesgo. Si se pasa la mayor parte del día leyendo de cerca, pida un par de anteojos que sean 20/40, lo que es una agudeza visual del 84 por ciento (o un 16 por ciento de borrosidad), o 20/50, que es una agudeza visual del 76 por ciento (o 20-25 por ciento de borrosidad).

Usted visita a un oculista porque quiere mejorar su visión y recuperar la

Las oportunidades de la vida

claridad visual. Los optometristas orientados hacia la terapia visual o los optometristas conductistas a veces pueden ayudarlo con un enfoque más holístico. Estos médicos tomarán las medidas de sus ojos para que usted pueda recuperar o reestimular el poder detrás de sus ojos. El paso más importante es romper el hábito y el control de esa parte de la personalidad, el estado dominado por el ego y la supervivencia, que lo atrapa en la creencia de que necesita una graduación fuerte para alcanzar un 20/20 perfecto y mina su capacidad interna de tomar el control.

Sam

Con poco más de veinte años, a Sam le había dicho su oftalmólogo que su vista no era lo bastante buena como para que pudiera entrar a la academia de policía. Estaba deshecho. Sus calificaciones eran buenas y su cuerpo físicamente apto, pero sus ojos no eran claros. Comenzó a investigar la operación con láser de la córnea para "corregir" la miopía, e intuitivamente supo que no era para él. Por casualidad, visitó a un optometrista con quien yo había estado colaborando, y se enteró del enfoque de aptitud visual que yo estaba usando.

Como en el 80 o 90 por ciento de los casos, la graduación de Sam incluía un componente astigmático. Leí el mensaje oculto impreso en la prescripción de sus lentes. El estado de Sam, dominado por la personalidad, representado por la percepción de su ojo derecho (Harry), era demasiado dominante sobre la conexión de Sally con su corazón. Sam se estaba poniendo bajo demasiada tensión externa al estudiar y alinear continuamente sus ojos. Su vida carecía de equilibrio. El trabajo excesivo y las exigencias de convertirse en policía estaban enfocando a Sam demasiado hacia dentro, a costa de su creatividad.

A pesar de las exigencias externas de claridad, Sam se reconectó con su poder interior, se mantuvo enfocado, usó los procedimientos de relajación de ojos y mente cubriendo sus ojos, usó luz de espectro total, se enfocó a la distancia y desplazó su atención visual por la habitación. Finalmente estos ejercicios supusieron una mejoría de la vista. En tres meses, Sam pasó el examen visual de la academia y ahora está estudiando para ser policía.

Miopía:
proyéctese hacia el futuro sin temor

La cortedad de vista, también conocida como miopía, afecta de sesenta a ochenta millones de personas solamente en Estados Unidos, según un estudio de 1994 de Zadnik y asociados. Definida convencionalmente, la miopía es el resultado de un globo ocular demasiado largo, forzando así a la luz a concentrarse frente a la retina. Desde la perspectiva de la Terapia Visual Integral, la miopía es una retracción de la realidad perceptiva de uno. Los primeros síntomas incluyen una visión lejana débil, borrosa, como es ver letras borrosas en el pizarrón en la escuela, señales camineras borrosas o imágenes borrosas en una pantalla de cine. Las medidas del globo ocular en sí quizá no revelen miopía, porque la retracción del espacio comienza con el pensamiento "No sé cómo manejar lo que está ahí afuera, mi mundo me produce demasiada confusión. Siento demasiado cuando miro más allá de mí mismo. No puedo enfrentar lo que está ahí afuera. Me siento seguro cuando me enfoco mentalmente hacia adentro. Sentiré menos al pensar más. Denme un buen libro para leer. Dominaré este programa de computadora. Tomaré cursos en la universidad. Sobresaldré en la escuela".

La miopía es una forma adquirida de mirar; desvincula nuestros sentimientos y nuestra conexión con lo que está sucediendo fuera. Cuanto más nos proyectamos hacia adentro, tanto más se acumulan dentro de nosotros los temores sin resolver. Por medio de la visión miope y los lentes compensatorios, creamos una zona de confort y la definimos como nuestra vida.

Romper este ciclo significa enfrentarnos a nuestros temores y proyectarnos hacia afuera. Usted podría usar una graduación menor a 20/40 para el trabajo cercano, tal como leer, trabajar en una computadora o coser. Consulte a su optometrista. Lea sin anteojos durante periodos breves. Pase momentos seguros con su visión desnuda. Mire el ambiente, limpie su casa o salga a caminar. Muévase en su casa experimentando su borrosidad y recordando que ésta varía de acuerdo con la distancia entre sus ojos y el objeto que está mirando. La carta de agudeza visual para visión lejana es una manera excelente de monitorear su nivel de borrosidad y claridad y de observar cómo fluctúa el nivel. Esta borrosidad variable es una medida de su habilidad para liberarse de su patrón habitual de mirar. Sin una prescripción de lentes, usted puede entrenarse para ver de lejos: relájese, salga de su zona de confort, enfrente sus temores y frustraciones a medida que salen a la superficie. Cada vez que sienta presión en sus ojos o alrededor de ellos o cuando sus ojos estén cansados, cúbralos con las palmas de las manos. Escriba en su diario sobre esta experiencia.

Cuando experimente con la vida a simple vista, probablemente se sorprenderá por lo mucho que realmente puede ver, especialmente en ambientes familiares como su casa. Reconozca formas, colores, tamaños, distancia y texturas. En tanto no tenga que enfocarse en detalles, puede disfrutar la libertad y el poder de su visión desnuda. Comience a mirar su futuro, volviendo a familiarizarse con la visión enfocada a través de su corazón.

A menudo las personas miopes tienen características similares. Salta a la mente la caricatura individual de la persona intelectual, introvertida y precisa. Carreras como ingeniería, contaduría o ciencias de la computación parecen adecuarse a la personalidad miope. Pero ¿qué le sucede a la percepción del trabajo y de la vida de las personas miopes, una vez que su visión mejora? Con mucha frecuencia desean cambiar aspectos de su vida tales como la carrera o las relaciones. Éste es un recordatorio de que el poder detrás de sus ojos es más de lo que se mide en la prescripción de sus lentes. El poder detrás de sus ojos es su ser total.

Hipermetropía:
enfóquese apasionadamente en el ahora

La hipermetropía también se llama presbicia o vista de lejos. Típicamente, la persona hipermétrope puede ver lejos pero le resulta difícil leer las letras pequeñas. En muchos casos, entre los cuarenta y los sesenta y cinco años, las personas présbites también comienzan a notar una borrosidad en los detalles lejanos, como ser en las señales camineras. En este momento, el oculista podría recomendar bifocales o anteojos separados para mirar de lejos y mirar de cerca.

Desde la perspectiva de la medicina occidental, la hipermetropía significa que el globo del ojo es demasiado corto: la persona es menos capaz de enfocar la luz que entra en la retina. Como la miopía, la hipermetropía no es un fenómeno fijo o permanente. Desde la perspectiva conductista, la hipermetropía varía de acuerdo con nuestra atención al detalle (foco mental) así como con factores emocionales y nutricionales. Parece que tomar alimentos azucarados, por ejemplo, puede afectar profundamente la capacidad de enfocar de una persona présbite. La forma integral de tratar la hipermetropía es examinar aspectos de la vida íntima de la persona, tales como las relaciones, la familia y la carrera. La hipermetropía es un don que puede permitirle a la persona encarar la cólera sin resolver y asuntos de su intimidad.

Al evaluar la hipermetropía, miro dónde pueden funcionar bien los individuos y dónde se les presentan dificultades. La atención estrecha (el foco) a los aspectos de su vida que están cerca de ellos y que les son queridos les da la oportunidad de crecer. Si usted es hipermétrope, comience por identificar cualquier aspecto cercano de su vida que esté sin resolver mientras usa graduaciones más débiles o pasa tiempo sin anteojos. Escriba sus frustraciones respecto a situaciones específicas.

Si usa en sus lentes una graduación para ver de lejos, como cuando está viendo televisión o está manejando, comience a entrenar a sus ojos para mejorar su foco y use la carta de agudeza visual para visión lejana como forma de verificar su mejoría. Si usa anteojos para leer, descubrirá que se están volviendo demasiado fuertes. Pida una graduación menor. Estas recomendaciones también se aplican al síndrome del "brazo corto", o dificultades de la edad madura para leer.

Recuerde, su habilidad consiste en proyectarse hacia la vida con gran gusto y pasión. A medida que desarrolle el enfoque flexible sobre los aspectos íntimos de su vida, su propio poder volverá a emerger. Las decisiones que tomó antes en su vida pueden parecer ahora menos importantes o necesarias. Redescubra la bondad que siente a través de su corazón por todas las cosas vivientes que hay sobre la tierra. Éste es el verdadero poder de ver.

Astigmatismo

En la mayoría de los casos, el astigmatismo va junto con la hipermetropía o con la miopía. En la miopía, conserve la corrección del astigmatismo para la primera graduación más débil de los lentes. Para la hipermetropía, la corrección del astigmatismo puede ser reducida parcialmente en el primer cambio de graduación de los lentes.

Con las tres ilustraciones de los diferentes tipos de astigmatismo, use los modos de mirar y ver cruzando y descruzando los ojos que se describieron en el capítulo 3. Superponga A a B para crear una imagen como C. Comience practicando con la ilustración que le resulte más fácil, después avance a las más difíciles. Asegúrese de que las letras y las líneas sean tan claras como sea posible.

Ojos bizcos o desviados

A los padecimientos oculares consistentes en que un ojo se vuelva hacia adentro se les llama *estrabismo*. Puede oír a su doctor lamar al padecimiento *esotropía* u ojos bizcos o *exotropía*, ojos desviados hacia afuera. Tenga cuidado de no caer en la suposición de que estos padecimientos siempre se deben a un músculo del ojo que falla. Mediante el vehículo de sus ojos, su mente está tratando de comunicarle un mensaje acerca de su visión. El ojo bizco es una vuelta hacia adentro de la percepción de ese ojo; un ojo desviado es un alejamiento hacia afuera de la percepción de ese ojo. Ambos padecimientos dificultan que su visión permanezca integrada en una forma de percibir simultáneamente.

Matthew   El pequeño Matthew, de tres años, me visitó a causa de una notable desviación hacia adentro de su ojo derecho, Harry. Puede adivinar cuál de los padres lo trajo a verme... sí, su madre. El metafórico "sello ocular" del lado paterno de la

Astigmatismo vertical
(Mayor borrosidad vertical)

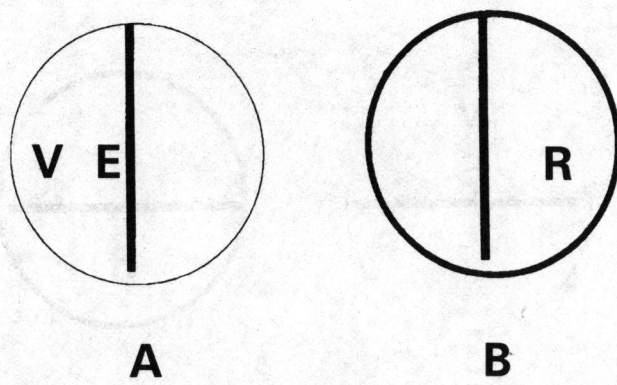

A   B

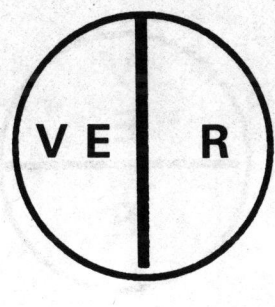

C

Astigmatismo horizontal
(Mayor borrosidad horizontal)

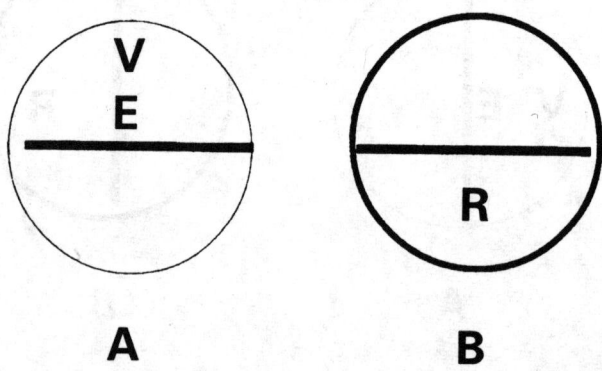

A   B

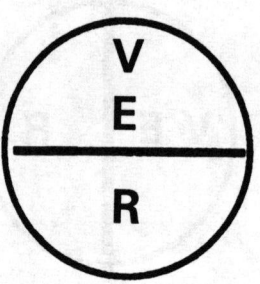

C

Astigmatismo oblicuo
(Mayor borrosidad oblicua)

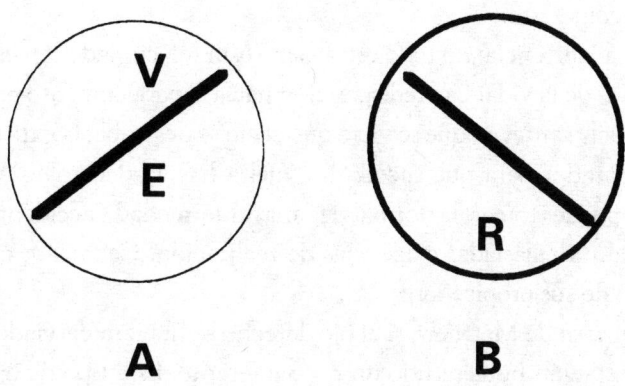

A B

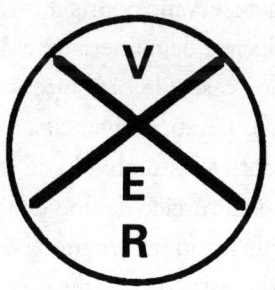

C

familia mostró una tendencia a expulsar esa relación. Su adaptación perceptiva fue la de volver hacia adentro sus sentimientos respecto a algo que estaba viendo en las relaciones con los hombres. Le pregunté a la madre por el padre de Matthew, y me informó con indiferencia que los había abandonado hacía tres semanas. Esto correspondía casi exactamente a la primera aparición de la desviación del ojo de Matthew. Podría pensar que el defecto del ojo y la ausencia del padre es demasiada coincidencia; sin embargo, he visto un caso tras otro como éste.

Una advertencia: no todo estrabismo está relacionado tan estrechamente con hechos de la vida. La predisposición hacia el padecimiento probablemente existía mucho antes de que se viera que el ojo se desviaba; la experiencia vivida es el disparador para que suceda la "vuelta hacia adentro" o "alejamiento". Aquélla puede tomar la forma de una enfermedad, accidente, alteración emocional o demasiadas exigencias de realización. Cada caso es particular y está lleno de sus propias sorpresas.

En el caso de Matthew, si el ojo derecho se hubiera desviado hacia afuera la interpretación hubiera sido un poco diferente. Este tipo de ojo dice: "Simplemente voy a abandonarme y empujaré para salir de esta situación". El niño con el ojo vuelto hacia adentro probablemente sería más introvertido respecto a sus sentimientos más profundos, sin mostrar mucha emoción ante un hecho tan traumático como es que el padre abandone a la familia. En el caso en que el ojo se desvía hacia afuera, el niño podría mostrarse exageradamente emotivo ante la situación y conducirse de manera rebelde.

En la mayoría de los casos de ojos bizcos o desviados, los oftalmólogos recomiendan un enfoque de supervivencia, de corrección de los músculos defectuosos. El tratamiento acostumbrado de estos padecimientos es el acortamiento o alargamiento quirúrgico de uno de los seis músculos de cada ojo, o una combinación de cirugía con un programa de ejercicios. Richard Kavner y otros optometristas conductistas reconocen que la cirugía produce una alta tasa de éxito estético en el que los ojos aparecen más derechos, pero no produce un mayor nivel de integración de los dos ojos. Alternativamente, la terapia visual estimula a los ojos no sólo a mirar más rectamente sino también a trabajar mejor juntos. Los optometristas que practican la terapia visual bosquejarán un programa de ejercicios visuales para corregir los ojos bizcos o desviados hacia afuera. Para mejorar su visión en el caso de ojos desviados hacia adentro (bizcos) o hacia afuera, puede pedirle a su optometrista que debilite la graduación de los lentes hasta el punto exacto en que sienta el desafío de usar los dos ojos juntos. En el caso de un ojo perezoso, se mantiene la graduación de los

Las oportunidades de la vida

lentes para tener 20/25 (o tal como se mida en el ojo), para darle el máximo de oportunidad de aumentar su percepción a través de ese ojo. Use cinta de pegar sobre el lente de su otro ojo para que sirva de parche translúcido. No use el parche por más de cuatro horas y sólo en situaciones seguras.

Los resultados de este tipo de programa pueden cambiar la vida. La mejoría en la visión simultánea afecta la personalidad y, por lo tanto, el comportamiento hacia la familia y los seres queridos y hacia el mundo. Mejorar la visión simultánea implica mucho más que sólo enderezar un par de ojos.

¿Qué pasa si ya tiene 20/20?

La visión perfecta 20/20 no garantiza que los dos ojos integrarán exitosamente las percepciones de Harry y Sally. Veo muchos pacientes que tienen excelente vista 20/20 (no usan anteojos, y superficialmente parecería que tienen buena visión), pero no tienen profundidad de la visión multidimensional, la visión que vincula su alma y su personalidad. Estos individuos también manifiestan un estilo visual particular de relacionarse con el mundo. Son ligeramente hipermétropes y revelan una naturaleza proyectada hacia afuera, agresiva y artística. Algunos son malos lectores que se inclinan en sus carreras profesionales a trabajar con las manos. Esto no significa que están menos dotados intelectualmente que la persona miope que sobresale en las actividades académicas. La diferencia está en su forma de procesar información visualmente.

Las personas hipermétropes con visión 20/20 ven más globalmente, y por ello les resulta difícil concentrarse en los pequeños detalles. Si la comunidad social y política en general no comprende esto y no las acepta, estas personas a menudo muestran conducta antisocial. Pueden adoptar formas adictivas de vivir. En el peor de los casos, podrían recurrir al crimen. Los optometristas conductistas Stan Kaseno, Roger Dowis, Joel Zaba y otros han sido pioneros en una inspiradora investigación en la que descubrieron que la población de delincuentes juveniles que estudiaron tendía, en términos generales, a tener buena vista pero habilidades perceptivas escasamente desarrolladas. Tenían dificultades para discriminar formas y tamaños y en crear secuencias de pensamientos orales y escritos, y a menudo confundían la izquierda y la derecha.

Los hallazgos sugieren que estos jóvenes de algún modo han desarrollado una forma de ver perceptivamente restringida. Les resulta arduo cambiar de punto de vista. Su visión carece de flexibilidad y síntesis. Su estilo de aprendizaje los vuelve indiferentes a la forma en que se enseñan los programas ofrecidos por el sistema educativo tradicional. Aprenden mejor al ir de lo global a lo específico.

El poder detrás de sus ojos

Los niños a quienes se les considera "discapacitados para el aprendizaje" tienen dificultades similares. Visualmente, tienden a ser un poco hipermétropes y a invertir las letras y las palabras. Éstos son comportamientos disléxicos. El breve periodo de atención es muy común entre los niños con discapacidades de aprendizaje, y no retienen o no comprenden muy bien. Todas estas conductas están relacionadas con una percepción visual incompleta o distorsionada.

Cuando se modifica el enfoque educativo para corresponder al estilo visual y de aprendizaje de estos niños, la lectura se les vuelve mucho más fácil. Si se los fuerza a aprender sin desarrollar primero sus habilidades visuales, la escuela se vuelve ardua y sufre su autoestima. Un porcentaje significativo de delincuentes juveniles tiene un historial de problemas de aprendizaje. Se podría especular que quizá ésta es la forma de los jóvenes de llamar la atención. Enfocan a través de su personalidad y muestran cólera, temor o ambas cosas.

Stan Kaseno, pionero de la terapia visual para delincuentes juveniles con dificultades visuales, descubrió que se podía ampliar su estilo de procesar la visión. Su descubrimiento más satisfactorio fue la tasa de reincidencia drásticamente inferior después de la realización de un programa de terapia visual. Los jóvenes transgresores que hicieron la terapia visual tenían menos probabilidades de meterse en problemas una vez que el sistema judicial los liberaba. De este resultado uno puede inferir que estos jóvenes se volvieron más responsables una vez que su visión quedó calibrada con su corazón y sentimientos. Se enfocaron en la vida a través de nuevos ojos. Éste no es sino un ejemplo de cómo las personas con "buena vista" se han beneficiado con la terapia visual.

Su concentración será mayor, leerá con más eficiencia y mantendrá un nivel de comprensión más alto, y hasta su desempeño deportivo puede mejorar si trabaja para obtener un mayor nivel de condición visual en presencia de una visión 20/20. (Con el advenimiento de programas de computación que pueden generar estereogramas de puntos aleatorios, está creciendo la conciencia de la visión multidimensional entre el público.) Practique el cruzamiento o descruzamiento de los ojos con la ilustración de la última página del capítulo 3 hasta que la imagen comience a emerger del fondo. Esto puede ser muy benéfico para ayudar a crear el vigor de los dos ojos simultáneamente. Es una actividad estándar de la terapia visual para mejorar la capacidad del cerebro para mantenerse integrado bajo diferentes grados de angustia diaria.

Si usted tiene ahora una visión 20/20, sin duda quiere mantener esta visión aguda a través de los años futuros. A pesar de la creciente expectativa de vida, los oftalmólogos y optometristas por igual siguen diciéndoles a sus pacientes que las deficiencias de la vista en la edad madura o en la vejez son inevitables.

Se puede reemplazar esta programación negativa con actividades de los ojos para mantener la visión 20/20. El ejercitamiento regular de los músculos oculares y el controlarlos con el cerebro puede hacer milagros si trabaja con computadoras o hace mucho trabajo de escritorio. El ejercitamiento de sus ojos es igual que mantener otras partes de su cuerpo: cuanto más estimula los músculos, mejor es la condición de su visión y más puede usted lograr. Comience con los juegos para los dos ojos del capítulo 3 como práctica diaria. Cubra sus ojos con las palmas cuando se cansen. Sobre todo, crea en el bienestar y en la habilidad innata que tiene su cuerpo para comunicar exactamente lo que necesita.

Enfermedades de los ojos : ¿qué puedo hacer?

La declaración de un padecimiento ocular significa generalmente que su ojo está respondiendo a una orden específica de su alma. Su alma le está diciendo a su personalidad dominante: "Por favor, inclúyeme". ¿Cuándo va a prestarle atención a la luz roja de advertencia? ¿Va a esperar a que comience a lanzar luz intermitente de manera desesperada antes de notarla? Quizá necesitará un estallido de luz, como lo describió recientemente una de mis pacientes. Había estado tan obsesionada con sus estudios universitarios y con la conservación de un puesto de secretaria legal que tuvo que ocurrir una catástrofe importante para que ella *viera*. Estaba ajustando su nueva lámpara de halógeno para el escritorio y miró el bulbo por un breve momento. La intensidad de la luz causó quemaduras en la retina, y tuvo en los ojos enorme cantidad de destellos posteriores y fuegos artificiales. Sólo cuando se tomó el tiempo para mirar profundamente la situación de su vida vio la inquietud (precursora de la enfermedad) que había en su vida. Abandonó sus estudios y renunció al trabajo para darle una mirada nueva a su visión para el futuro.

Durante veinte años he estado haciendo la crónica del vínculo metafórico entre los padecimientos oculares y la forma en que los pacientes conducen sus vidas. El glaucoma es indicador no sólo del aumento de la presión ocular sino de la presión mental en la vida de la persona. Los desprendimientos de retina podrían ser una advertencia del desprendimiento de la persona respecto a ciertos aspectos de su vida. La parte de la retina donde ocurre el desprendimiento podría darnos una clave sobre la parte de la vida que él o ella está deseando no ver o desligarse de ella. ¿Es necesario el desprendimiento a causa de excesivos apegos en la vida de la persona? La degeneración de la mácula es una pérdida de foco en el tema central de la vida. Es bastante común ver la declaración de esta enfermedad más o menos en la época en que la persona

El poder detrás de sus ojos

entra a la edad de jubilarse. Los pacientes a los que he visto tienden a haber perdido su entusiasmo por vivir. Este padecimiento también aparece cuando ha habido la pérdida de un ser amado.

Quizá usted tiene una enfermedad ocular que amenaza su vista, o le acaban de informar de algún padecimiento en los ojos que suena terrible. Su mente pinta inmediatamente el peor panorama: "¡Me voy a quedar ciego!" Los doctores generalmente sugieren un procedimiento quirúrgico para salvarle la vista o medicinas que pueden impedir que el padecimiento llegue al punto en que se produzca un daño destructivo del tejido ocular. Es importante que se pregunte a sí mismo: "En primer lugar, ¿por qué se ha manifestado en mi ojo este padecimiento? ¿Qué puedo aprender de esta experiencia?" Evite caer en la trampa de pensar que todo lo que tiene que hacer es remediar el padecimiento. Cualquiera sea el "problema", una solución útil puede dirigirlo a niveles superiores de conciencia, si está preparado.

¿Cómo hay que prepararse para aprender de las enfermedades oculares? Primero, familiarícese con el nombre de la enfermedad del ojo. Los padecimientos oculares más comunes están relacionados en la lista del cuadro 1. Identifique la parte del ojo que está afectada. Por ejemplo, en la degeneración macular está afectada la mácula del ojo, que está situada en la parte de la retina que rodea a la fovea.

Usando el cuadro 2, visualice la anatomía del ojo para comenzar un diálogo con estas partes de sus ojos. Piense en la potencial conexión metafórica entre el padecimiento ocular y el mensaje que su mente está tratando de comunicarle. Escriba el día y la hora en que comenzó a tener los síntomas. Éstos pueden haber incluido borrosidad o doble visión, dolores de cabeza o pérdidas de la visión en áreas particulares de su vista. ¿Cuándo hizo el doctor el primer diagnóstico? ¿Qué estaba pasando en su vida en esa época? Este ejercicio escrito lo ayudará a entender las diferentes correlaciones que emergerán de este estudio. Sus ojos simplemente están tratando de despertarlo a una nueva conciencia, y de ayudarlo a estar más presente visualmente. Mantenga en su mente esta meta y su viaje se volverá excitante y valioso.

Ahora que ha identificado las correlaciones con el estilo de vida y que entiende la anatomía y el padecimiento ocular, está listo para añadir las recomendaciones de su oculista. En el caso en que el médico dice que no se puede hacer nada más por sus ojos, el enfoque complementario se convierte en la curación básica. En esos casos de enfermedades de los ojos en los que se recetan medicinas o intervención quirúrgica, la añadidura de enfoques complementarios aumenta la posibilidad de un mayor bienestar.

CUADRO 1
CONDICIÓN DEL OJO "EL DON"

	DIAGNÓSTICO TRADICIONAL	LO QUE ESTÁN TRATANDO DE DECIR LOS OJOS Y LA MENTE	NUEVO MODO DE PENSAR	ACCIÓN COMPLEMENTARIA
Miopía	Globo ocular demasiado largo, córnea demasiado abrupta.	Tiene miedo de ver lo que está fuera. Se está concentrado demasiado en el "ser" interior.	Alcance la meta con un propósito claro. Comience por correr riesgos.	Modificar la prescripción de los lentes. Relajación con juegos de visión que permitan "ser" más que "hacer".
Hipermetropía	Globo ocular demasiado corto. Los lentes tienen una prescripción débil.	Está rechazando su espacio y a la gente. Rompa el cascarón y sea independiente.	Enfoque, preste atención y acérquese a la gente, la vida y sus situaciones. Aprenda a cooperar.	Modificar la prescripción de los lentes. Juegos de visión para enfocar y centrar.
Astigmatismo	Córnea (o cristalino) diferente en curvatura.	Existe una distorsión en parte de su realidad visual.	Comience identificando las percepciones deformadas del pasado.	Enfóquese en juegos de visión a fin de ver orientaciones visuales específicas.
Manchas vítreas	Basura en la gelatina vítrea.	Tiene cosas sin acabar gravitando alrededor de su existencia.	Haga desaparecer las percepciones deformadas del pasado.	Equilibrio de imágenes y color.
Glaucoma	Presión en el ojo.	Presión interna.	Modifique su estilo de vida para incrementar la relajación y la recreación.	Equilibrio de color, nutrición y visualización.
Ojos bizcos o desviados	Músculos oculares débiles.	La vida implica demasiadas cosas para que usted pueda integrarla	Mejore la relación con sus padres y diríjase directamente al punto.	Entrenamiento para la agudeza visual, terapia de luz.
Degeneración macular	Se está haciendo viejo.	Ya no alcanza a ver el motivo de vivir.	Reclame su propósito. Vea nuevas y excitantes posibilidades.	Equilibrio de color, visualización, terapia de luz.
Desprendimiento de retina	La retina se ha levantado.	Se siente apartado. Está perdiendo contacto con la realidad exterior/interior.	Siéntase parte de la vida familiar. Remítase a planes futuros específicos; VEA en lugar de MIRAR.	Enfoque nutricional y de imágenes. Nutrición, imágenes, terapia de luz y color.
Cataratas	Cristalino nublado.	Se está nublando y bloqueando, tratando de evitar las cosas.	Sea consciente de las influencias que bloquean su visión personal.	Equilibrio de color, visualización, liberación psico-emocional.
Enfermedades de la córnea	Debilidad.	Ve el dolor. Está bloqueando su poder personal.	Sienta su poder interior; conéctese con el poder de la vida.	Terapia de luz y color, ejercicios de movimiento.
Atrofia óptica	Nervio "muerto".	Es auto destructivo. Parte de usted y su vida se están muriendo.	Estimule su consciencia. Revitalice la visión de la vida.	Liberación de la ira con técnicas de relajación específicas.
Iritis	Inflamación del iris.	Ira contra miembros de la familia.	Permita que fluya y salga de usted el resentimiento. Abra su corazón. Deje que el amor fluya por todo lo que ve.	Visualización.

CUADRO 2
PARTES DEL OJO

	LOCALIZACIÓN Y FUNCIÓN	METÁFORA CURATIVA	VITAMINAS, MINERALES Y HIERBAS	ALIMENTOS
Córnea	Superficie frontal. Cambia la luz; las lágrimas fluyen a través de ella.	Poder y/o lucha.	Vitamina A y lágrimas curativas.	Frutas y verduras de color verde oscuro y amarillo, yema de huevo.
Pupila	Parte trasera del ojo. Responde a la luz.	Ventana de la estimulación/relajación—tratar con la luz.	Luz de amplio espectro.	Luz del sol, fluorescente de amplio espectro o luz incandescente de color corregido.
Iris	Parte coloreada del ojo. La acción de su músculo facilita el cambio de tamaño de la pupila.	Mapa generacional de las influencias familiares—mente interior.	Luz de amplio espectro.	Luz del sol, fluorescente de amplio espectro o luz incandescente de color corregido.
Cristalino	Colocado junto a la pupila. El incremento en la forma permite un enfoque más exacto de la luz.	Enfoque e intención—flexibilidad y capacidad para metabolizar lo que se ve.	Glutatión y lisina, dismutasa superóxido, Vitamina B_1, B_2, B_6 C, D, selenio y zinc.	Cítricos, pimientos verdes, pescado blanco, leguminosas, melón, vegetales de color verde oscuro, germinados, huevos, verduras, aceites y luz del sol.
Músculo ciliar	Unido al cristalino gracias a ligamentos. Ayuda en el enfoque de cerca.	Facilidad y condición para los cambios, perspectiva y espacio.	Cromo.	Aceite de sésamo, granos integrales, cereales. Evitar el azúcar.
Gelatina vítrea	Gelatina que media entre la retina y el cristalino. Sostiene la retina y el cristalino.	Estabilidad, sensibilidad y solidez.	Suplemento de proteínas, selenio, vitamina A (Beta-caroteno), vitaminas del complejo B, C, E y zinc.	Frutas y verduras frescas, zanahorias, camote, melón.
Retina	Espalda del ojo; como un disco satélite. Recibe la luz.	Vista expansiva—receptividad y tratamiento de la borrosidad y el lado oscuro.	Vitaminas A, D, C, B, E, zinc, calcio, magnesio, dismutasa superóxido.	Aceite de hígado de pescado, leche, levadura, mariscos, soya, espinacas, semillas de girasol, champiñones, luz del sol.
Fovea	Pequeña depresión de la retina en donde tiene lugar el 20/20.	Punto de centro y alineación de la vida.	Vitaminas del complejo B, B_6, B_2, B_3;	Verduras, granos integrales, verduras de hoja verde, nueces, melaza, legumbres, mariscos, semillas de girasol.
Nervio óptico	Aporta sangre y nervios del cerebro.	Movimiento y flujo.	Vitaminas del complejo B, A, C, D, E.	Incluir alimentos vivos como el germen de alfalfa y otros germinados de granos o semillas.
Esclera	Blanco del ojo. Apoya y sostiene las demás estructuras.	Rigidez.	Zinc, selenio, calcio, magnesio. Evitar la cafeína.	Almendras, higos, ejotes, betabel, granos, sésamo y semillas de calabaza, brócoli, espárragos, lentejas, ajo, champiñones, germen de trigo, vegetales marinos (arame, hiziki, kombu, nori, wakame).
Músculos extraoculares	Seis grandes músculos ligados a la esclera.	Tensión.	Evitar cafeína, tabaco, alcohol y especialmente medicinas contra infecciones.	Eufrasia, gotu kola, bardana, consuelda, diente de león, chaparral, echinacea, escaramujo.

Las oportunidades de la vida

Los enfoques complementarios le permiten ser un participante más activo en su propio programa de curación. De lo contrario, usted puede sentirse completamente a merced de su oculista. Por ejemplo, un oftalmólogo le informó recientemente a una paciente mía que su glaucoma había avanzado lo suficiente como para afectar su campo visual, y que había una fuerte posibilidad de que quedara ciega de ese ojo. Habíamos comenzado a usar procedimientos complementarios que incluían terapia con luz de color, visualización y suplementos alimenticios terapéuticos, y la pérdida del campo visual no había aumentado más desde que había comenzado a participar en su propio programa de curación. Se sentía mejor consigo misma y con su capacidad para continuar la autocuración, pero a instancias de su médico también decidió someterse a la cirugía. Después de la operación, la paciente continuó la Terapia Visual Integral para acelerar la curación de sus ojos.

Alimentación terapéutica

Comience a comer frutas y verduras frescas, preferiblemente de cultivo orgánico. Usted quiere maximizar el valor nutritivo usando un producto que no ha sido rociado con insecticidas ni ha recibido el exceso de residuos químicos en el terreno. Para combinar mejor los alimentos, coma la fruta en momentos diferentes a los almidones. Disminuya el consumo de proteína animal, y reemplácela con productos de soya como el tofu o tempeh. Coma derivados del arroz como pasta de arroz, y experimente con otros granos como la quinoa, la escanda y el kamut. Comer bien mantiene sano el cuerpo, incluyendo los ojos.

Durante esta fase terapéutica de autocuración, es mejor eliminar toda la cafeína, el tabaco, los productos de harina refinada y el azúcar. También es aconsejable disminuir o eliminar todos los alimentos derivados de la leche. Piense en usar vegetales marinos (algas), tales como arame, hijiki, nori, wakame o kombu, por su rico contenido en minerales. Siguiendo este programa básico de nutrición, la mayoría de los padecimientos de los ojos responden con una mejoría funcional en la visión. Puede aumentar su ingesta de vitaminas y minerales llevando a cabo un programa vitamínico general, usando nutrientes específicos para cada padecimiento ocular, como se muestra en el cuadro 2.

Imágenes y visualización

Comience visualizando que sus ojos se vuelven más sanos, sin importar cuán grave piense que es su padecimiento ocular. Es importante que imagine el bienestar de las partes de sus ojos que están afligidas por la enfermedad. Estas partes están clamando por atención y amor.

Recientemente, un hombre me consultó respecto a su glaucoma. Su idea para desarrollar el poder detrás de sus ojos fue tomar dosis extra de vitamina C y esperar que la presión disminuyera. Durante la consulta le pregunté continuamente: "¿Qué es lo que sus ojos están tratando de decirle?" Cuando salió del consultorio, tenía esta pregunta firmemente plantada en su conciencia.

Pensé que nunca lo volvería a ver. Alrededor de dos meses después, telefoneó y dijo que el padecimiento ahora era lo bastante grave como para que su médico hubiera ordenado la cirugía. Mi paciente no quería someterse a este procedimiento quirúrgico y volvió a verme diciendo que estaba preparado para mirar más profundamente este mensaje para disminuir la presión y cambiar su vida.

Nuestra siguiente consulta giró alrededor del examen de la presión que él se creaba. Se llevó a casa una audiocinta de autocuración con imágenes y frases curativas específicas. Después de un mes, disminuyó la presión en sus ojos para evitar la operación. Necesitará continuar este proceso curativo durante un largo tiempo, por lo menos hasta que haya dominado la aplicación de lo que aprendió a su estilo de vida. Tiene que aprender a vivir de manera diferente, aligerarse, trabajar menos y redescubrir su sentido del humor.

Color y luz

Una de las fuerzas curativas más poderosas que tenemos a nuestra disposición es el sol y el espectro completo de la luz blanca que brilla sobre nosotros. Cada color emerge de la luz blanca, afectando cada célula de nuestro cuerpo. Los ojos también necesitan diferentes frecuencias de color para su funcionamiento constante. Trate de pasar tiempo al aire libre en la luz de espectro completo, a simple vista, con los ojos expuestos durante veinte a sesenta minutos todos los días. Es mejor hacerlo antes de la diez de la mañana o después de las cuatro de la tarde, pero, por supuesto, la intensidad de la luz solar también depende de la parte del mundo en que usted vive. En el hemisferio norte, especialmente en Canadá, se puede disfrutar el sol todo el día durante los meses de invierno, porque está bajo en el cielo y no es muy intenso.

Cada vez que tenga un momento libre, practique la "aspiración de color" en sus ojos. Seleccione un color específico del espectro: violeta, azul, verde, amarillo, naranja, rojo. El violeta es un relajante profundo que se puede usar para derretir la tensión. El azul es un relajante suave. El verde es un color equilibrado que se puede usar para visualizar la armonía y la paz. El amarillo es un estimulante suave usado para despertar partes de la función del ojo. El naranja es un estimulante un poco más fuerte, usado en la misma forma que el amarillo. El rojo es el estimulante más fuerte que se puede usar para visualizar la curación del tejido, el flujo de la sangre y para activar la función del ojo. Los colores adyacentes en el espectro también se pueden combinar, como amarillo/verde, azul/verde, amarillo/naranja y rojo/violeta. Imagine el color bailando en su mente, o, mejor todavía, use filtros de gelatina como los que se usan en la iluminación del teatro, a través de los cuales puede mirar durante breves periodos de diez minutos. Una vez que pueda ver en su mente el color deseado, visualice que lo está aspirando en sus ojos, y dirija el color a las partes específicas del ojo que usted desea sanar. Si concentra su atención completa, relajada, en una parte específica del ojo, esa estructura se despierta totalmente. Sienta que el bienestar regresa a sus ojos. A sus ojos les encantará la atención que les preste.

Extienda los dedos y lentamente agítelos frente a sus ojos para imitar el efecto de una luz intermitente. El movimiento de los dedos crea la presencia y después la ausencia de luz que llega al ojo, como si usted estuviera encendiendo y apagando las luces. Recuerde que, de manera similar, la conciencia de sus sentimientos "se enciende" y "se apaga". Permita que la luz usada de esta manera vivifique su inspiración, su despliegue espiritual, pensando en el rayo de luz como un faro que brilla a la vez sobre muchos aspectos de su yo.

El síndrome del "brazo corto"
¡Me estoy volviendo sabio!

Llega un momento en que la mayoría de nosotros comienza a experimentar la frustración de tratar de enhebrar una aguja, determinar qué platillos deliciosos hay en el menú o leer la letra pequeña en un paquete en el supermercado. Al principio podemos superar la dificultad de leer la letra pequeña alejando el objeto. Finalmente, llega el momento en que nuestros brazos parecen definitivamente demasiado cortos. La buena noticia es que los simples anteojos sin receta como los que se encuentran en la farmacia pueden aliviar el problema, generalmente. Claro está que es mejor que hacerse un transplante de brazo.

Cuando éramos más jóvenes, ni siquiera teníamos que pensar en enfocar y podíamos conseguir ver los detalles más finos. Pero la edad madura es la edad de volverse sabio, y enfocar claramente se convierte en la lección conexa. Tenemos la obligación de prestar más atención a ser flexibles en nuestros tratos con el tiempo y el espacio. Nuestro espacio inmediato se vuelve más precioso, y nos encontramos buscando tiempo a solas para tener claridad respecto a lo que es importante para nosotros como individuos. Quizá esta búsqueda interior es el descubrimiento del espíritu que llevamos dentro. He notado que, con mucha frecuencia, mis pacientes que tienen entre cuarenta y cincuenta años comienzan carreras nuevas, se concentran en redefinir sus relaciones y reclaman su independencia respecto al fuerte control de sus padres.

En el contexto de la Terapia Visual Integral, el síndrome del brazo corto es un momento de descubrimiento del yo. Cuando mis pacientes comprenden esto, les enseño cómo enfocarse más en su visión cercana. Primero comience por usar una graduación más débil. En su forma más simple, este tipo de hipermetropía se maneja usando una graduación de lentes para lectura llamada lente plus. Notará que los anteojos para leer que hay en la farmacia tienen numeritos en la etiqueta. La gama generalmente va del +1.00 a +3.00. Cuanto más bajo el número, menor la graduación.

Encuentre la graduación menor que le permite ver las letras más pequeñas más o menos a la distancia del brazo. Después, comience a entrenarse para enfocar con más eficiencia. Posteriormente puede obtener una graduación más débil aún. Finalmente, notará detalles más y más pequeños sin anteojos. Esto sólo requiere práctica, disciplina y el desarrolo de nuevos hábitos para mirar y para ver.

Respirar y tocar el trombón

Tome cualquier página con letras pequeñas y elija un lugar en el que pueda enfocarse sobre el papel blanco y no sobre las letras negras. Comience inhalando y exhalando, prestando más atención a la inhalación y al espacio entre la exhalación y la inhalación. Haga esto cinco veces para volver a familiarizarse con el acto de respirar y ver más claramente. Ahora, mientras toma una pequeña inhalación, mueva las letras y el fondo blanco hacia sus ojos, acordándose de enfocarse en la "nada" del fondo blanco. Repita este procedimiento cinco veces y después mire las letras y note si aparecen algo más claras. Este juego visual es conocido como "el trombón" y es muy efectivo para estimular la acción del músculo para enfocar el ojo. Puede encontrar que necesita menos sus lentes para enfocar a medida que enfoca hacia afuera su poder interior. Disfrute este control recién descubierto de su propio poder.

Iluminación

Cada vez que sea posible, aumente la iluminación de su lugar de trabajo y de las áreas de lectura de su casa. La luz causa la contracción de la pupila, dando por resultado un enfoque más preciso. Pase tiempo al aire libre exponiendo los ojos cerrados a la luz natural. Tome descansos durante su trabajo y haga brillar la luz de una lámpara sobre sus ojos cerrados. Sienta el calor e imagínese que está acostado bajo un sol tropical, absorbiendo los rayos curativos.

Cada vez que sus ojos le den la retroalimentación de una visión borrosa, tómese un descanso y ponga las palmas de las manos sobre los ojos. Este relajamiento de la mente y de los ojos, en la mayoría de los casos, dará por resultado una visión más clara cuando vuelva a mirar su material de lectura.

Las oportunidades de la vida

Ayudas para la visión de sus hijos

Con los años, los optometristas de la terapia visual han notado un marcado aumento en el número de niños que necesitan anteojos. Los ojos de nuestros jovencitos están comunicando claramente algo muy importante. Lo peor que pueden hacer los padres es sucumbir a la creencia limitante que los tradicionales lentes compensatorios para una visión 20/20 van a resolver los problemas de su hijo. Si acaso, los lentes compensatorios van a volverse adictivos, y usted y su hijo no se beneficiarán con lo que el ojo realmente está comunicando. Todo lo que hace un lente compensatorio es eliminar el síntoma de la visión borrosa o forzada, por lo menos durante un tiempo, pero no cura el problema subyacente.

Los optometristas de la terapia visual sí recetan lo que se llaman anteojos para aliviar la tensión o anteojos para el desarrollo, los cuales, en situaciones ideales y con el apoyo simultáneo del entrenamiento de la visión, guían al cerebro para tome decisiones visuales más sanas que se harán evidentes en las mediciones de los ojos. En algunos casos, después se reduce la necesidad de lentes compensatorios. La tarea de volver a entrenar la visión es mucho más fácil con los niños, porque su desarrollo visual todavía es flexible y maleable. El punto principal es que, sin importar qué lentes se usan, el paciente necesita participar en el proceso de rehabilitación.

Prevención y mantenimiento

Una vez que le hayan dicho a su hijo que necesita usar anteojos, piense en buscar una segunda opinión. Todavía mejor, consulte a un optometrista de terapia visual y descubra qué técnicas puede aprender para iniciar la curación de su hijo. Su meta será ayudar a su hijo a evitar el uso de anteojos compensatorios de mucha graduación, mutilantes. Antes de que su hijo comience a usar anteojos, piense en un programa de terapia visual para mejorar sus capacidades visuales naturales. Esto también puede impedir el desarrollo de problemas de la visión. El siguiente es un programa básico de prevención y mantenimiento para el entrenamiento de la visión que usted le puede enseñar fácilmente a su hijo:

* Cubre tus ojos con las palmas cada quince minutos, durante cinco a diez respiraciones.
* Mientras estés al aire libre, cierra los ojos y deja que la luz del sol brille sobre tus párpados durante diez a veinte respiraciones.
* Cada quince minutos, enfoca tus ojos y tu atención en un poster o fotografía que esté a la distancia (esto es particularmente bueno si el niño está leyendo, mirando televisión o jugando con videojuegos).

El poder detrás de sus ojos

* Practica cruzar los ojos. Cruzar los ojos es divertido, y tiene un gran poder para mejorar la visión. Su hijo debe ser capaz de notar dos objetos a la distancia cuando esté cruzando los ojos. Haga los ejercicios junto con su hijo, usted también se beneficiará.

Cirugía

A menudo los padres se sienten alarmados e impotentes cuando les dicen que su hijo necesita cirugía ocular. En general, los procedimientos quirúrgicos son principalmente estéticos en el caso de los ojos bizcos o desviados. Puede parecer razonable creer que si los ojos quedan derechos después de un procedimiento quirúrgico, la visión a través de cada ojo está trabajando bien y se está integrando en el cerebro. En el mejor de los casos, esto sucede solamente el 30 por ciento del tiempo, y tampoco es raro que el procedimiento quirúrgico deba repetirse posteriormente. Otro hecho frecuente es que después de un tiempo se desarrolle una afección opuesta: por ejemplo, si se practicó la cirugía para enderezar un ojo bizco, después puede presentarse una desviación hacia afuera.

Si le han dicho que su hijo necesita cirugía ocular, lo primero que tiene que hacer es obtener una segunda opinión, insisto, preferiblemente con un optometrista de terapia visual. Por lo menos, tome en consideración un programa de terapia visual en el que se pueda volver a entrenar la visión simultánea a su tiempo. Su familia puede recibir alguna información muy importante sobre la dinámica de sus relaciones; frecuentemente, descubro que una situación familiar está contribuyendo al padecimiento ocular del niño. Cuando atiendo a un niño o a un adulto joven, muy a menudo involucro también a los padres en el entrenamiento.

"Problemas" de aprendizaje

De acuerdo con Gary Buchara y el optometrista Joel Zaba, dentro de los modelos tradicionales de enseñanza, entre el 16 y el 20 por ciento de la población escolar tiene dificultades para aprender a leer y mantenerse a la par con los demás niños. La investigación clínica publicada en revistas de optometría y de educación sugiere que hay fuertes relaciones entre la percepción visual, las habilidades simultáneas de los dos ojos, el aprendizaje de la lectura y el mantenimiento de altos niveles de comprensión. Sorprendentemente, es típico que estos niños tengan una visión 20/20. El peligro está en que algunos optometristas más tradicionales podrían decir que, si el niño puede ver 20/20, sus ojos están bien y, por lo tanto, la visión no tiene relación con la dificultad para leer del niño. Como padre, usted puede llegar a sentirse muy confundido con estas opiniones profesionales diferentes. Mi sugerencia, nuevamente, es que consulte un respetado optometrista de terapia visual de su localidad.

Las oportunidades de la vida

Pregúnteles a sus amigos por un oculista que puedan recomendar, y tome una decisión que esté acorde con su personal filosofía de la vida. Mi experiencia y preferencia es incorporar procesos complementarios cada vez que es posible. La nueva escuela de terapeutas de visión integral está compuesta de individuos que han dado un paso más allá de la optometría tradicional. Han emprendido su propio crecimiento personal, y eso los hace aún más sensibles a las necesidades visuales especiales de su hijo.

Porque la visión sigue un camino de desarrollo, fomente actividades para el ojo y la mano apropiadas para la edad del niño. Hágalo participar en movimientos físicos y juegos de pelota. Mejor todavía, haga que su hijo rebote en un trampolín de tamaño mediano y hágalo dedicarse a deletrear y a hacer cálculos aritméticos mientras rebota. Una pelota colgante, de colores brillantes, sostenida por una cuerda, puede ser un juguete maravilloso.

Haga que el niño golpee la pelota alternando las manos mientras dice en voz alta las formas, colores o nombres de frutas o verduras. El seguir la pelota con los ojos le enseña al niño cómo integrar los dos hemisferios del cerebro. Usted puede observar la efectividad de esto al ver si los ojos del niño se mueven juntos, simétricamente. Si no, cubra el ojo preferido y repita el juego. Recuerde, si su hijo se aburre o parece incapaz de realizar la actividad, hágale cubrir los ojos con las palmas de las manos durante cinco respiraciones. Este relajamiento le da al niño la oportunidad de recuperar algo de foco visual.

Capítulo 10

La vivencia de su visión diaria

Nuestra comprensión más profunda nos dice que un ser verdaderamente evolucionado es aquél que valora a los demás más que a sí mismo, y que valora el amor más de lo que valora al mundo físico y a lo que hay en él.

—Gary Zukav

Ha avanzado mucho hacia el hacerse cargo de su visión. Entiende que la visión es más que el funcionamiento físico de sus ojos. Sabe ahora que puede hacerse cargo de su vida y crear la visión que desee. Vuelva a leer las notas que hizo a partir de los capítulos anteriores. ¿Qué pasos intenta dar para poner en práctica su programa?

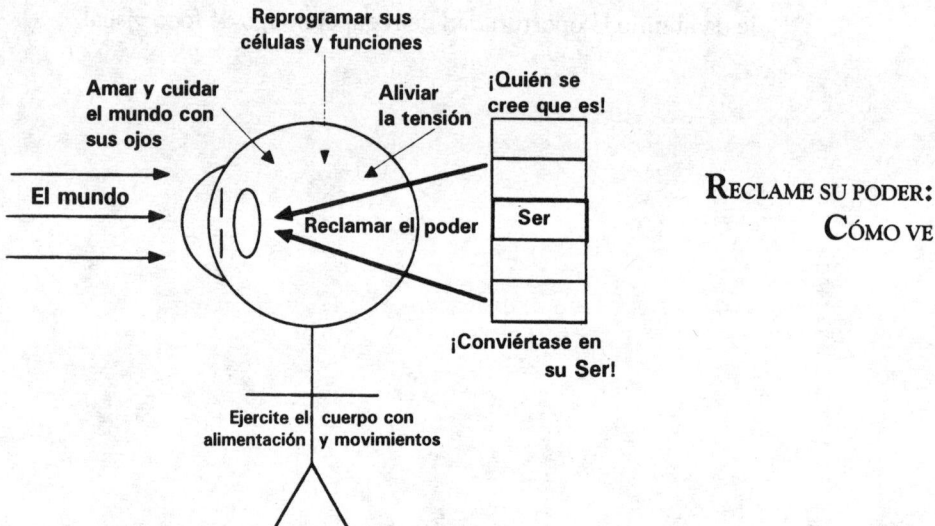

RECLAME SU PODER: CÓMO VE

Cuando visite a su oculista va a tener el poder de participar como si fuera un colega. Sus nuevos conocimientos y su amplia experiencia sobre lo que hace que su visión sea clara lo ayudarán a pedir a su optometrista lo que necesita y

La vivencia de su visión diaria

quiere. Tantos de nosotros mordisqueamos el menú de la visión, pensando que las únicas elecciones disponibles son las que la optometría y la oftalmología tradicionales pueden ofrecer. La Terapia Visual Integral ha abierto puertas más amplias para usted, permitiendo que florezcan nuevas percepciones.

Cada momento de la vida se convierte en una oportunidad terapéutica de generar nuevas visiones. Para mí, estar en la cocina de mi casa puede ser una experiencia de gran creatividad. Mirar dentro del refrigerador e imaginar una comida es una práctica visual tan útil como girar mis ojos o mirar una carta de agudeza visual. Lavar un manojo de zanahorias recién sacadas de la huerta es también un ejercicio igual. Su viaje visual es como la preparación de una comida en la cocina. Usted busca los ingredientes intuitivos que necesita, los sazona con algo de imaginación y deja que todo hierva lentamente durante un rato. Después, presenta su creación al mundo, para ser saboreada despacio y cuidadosamente.

Llevar salud y claridad a sus ojos requiere que planee el menú de su visión con imaginación. ¿Qué estimula su imaginación individual? Durante una expedición fotográfica en la isla de Molokai, en la cadena insular hawaiana, unos quince de nosotros fotografiamos un atardecer magnífico con un grupo de palmeras recortadas contra el fondo. Dos días después mostramos nuestras diapositivas en una reunión del grupo. Aunque todos habíamos fotografiado la misma escena, nuestras diapositivas eran sorprendentemente únicas. Cada una de nuestras imaginaciones individuales creó una visión ligeramente diferente de cómo veíamos este espectáculo. Disfruté la manera en que los demás veían lo que yo no veía. Este ejemplo de cuántas percepciones posibles están disponibles para esculpir la visión individual de la vida me motivó para expandir las maneras posibles de apreciar lo que mis ojos me pueden permitir ver.

Patty

Patty era una joven de setenta años cuando me visitó por primera vez. Usaba bifocales básicamente para leer. Una amiga le sugirió que me viera por los síntomas de visión doble y confusión. Patty había enviudado; poco después se le presentó un aneurisma en el cerebro, lo que la puso en coma durante cuatro semanas y la dejó con alta presión sanguínea. Patty describió su visión a través del ojo izquierdo como "temblorosa". El ojo se desviaba hacia afuera, y el examen de la retina y de la mácula (con tinte) indicaba muy poca visión útil. La retina no estaba siendo muy empleada, y el deterioro de la mácula había comenzado.

Patty se cubría el ojo izquierdo cuando leía para eliminar la visión doble. Su lado "Harry" de percepción era perfecto. Patty parecía ser una mujer emocionalmente fuerte. A pesar de la doble visión, para la que también usaba un lente compensatorio prismático, manejaba y jugaba golf.

¿Cómo podía guiar a Patty para que descubriera la inspiración a partir de su padecimiento ocular? Primero hice que se tapara el ojo derecho y lentamente la introduje a la visión a través de Sally. Me sorprendió lo poco que podía ver con su ojo izquierdo. Emocionalmente, no sentía mucho.

En unos meses, sus percepciones a través del ojo izquierdo comenzaron a despertar. Al avanzar la Terapia Visual Integral, Patty mencionó a su finado marido. Hablaba de él como si todavía estuviera presente. Incluso cuando Patty compró un auto, me dijo que le había preguntado a él qué sentía respecto a la compra. Comencé a sospechar que el padecimiento de su ojo izquierdo estaba relacionado con el aferramiento de Patty al pasado. No creí que hubiera aceptado totalmente la partida de su esposo. Patty negó la pena que sintió en aquel momento, adoptando en cambio una personalidad dura, masculina. Podía arreglárselas. Mantendría una actitud altiva y no dejaría que la muerte de su esposo la afectara. Los sentimientos enterrados de Patty pudieron haber contribuido a la destrucción de la retina y del tejido macular. Continuó su vida como si no hubiera pasado nada serio, manteniéndose ocupada para evitar la realidad de la enfermedad de su ojo y de su nueva vida sin su compañero.

Mientras trabajábamos juntos, se intensificó el interés de Patty por su salud. Comenzó ofreciéndose a ayudar a personas que estaban muriendo de enfermedades debilitantes. Patty comenzó a jugar golf sin anteojos y abandonó el uso de los lentes prismáticos que habían estado compensando su visión doble.

Continuó manejando sin esfuerzo a pesar de la visión doble. "Ahora me siento mucho más cómoda con la segunda imagen. Sé dónde está", comentó Patty en una de nuestras sesiones. Esperé hasta el séptimo mes de su programa de Terapia Visual Integral para plantear la pregunta de su propósito secreto. Hice que Patty se acostara y apliqué luces rojas intermitentes en su ojo izquierdo. El color rojo es un estimulante poderoso y activa el flujo sanguíneo y la regeneración de los tejidos. El rojo puede evocar emociones de cólera, negación y frustración. Patty estaba usando la respiración integral y estaba muy relajada. Comencé a hablarle en voz muy suave.

"Parece que la enfermedad de su ojo izquierdo tiene que ver con el reconocimiento pleno de los aspectos de su vida relacionados con el vivir y el morir. Es hora de que enfrente sus percepciones de la consumación de la muerte y del comienzo de la vida. ¿Qué significa esto para usted? La enfermedad de su ojo es su oportunidad para despertar a algunos otros aspectos de su vida ahora y en el futuro. Considere su vida en el futuro y qué siente respecto a morir. Siga

La vivencia de su visión diaria

mirando su vida en el pasado, hoy, y qué le gustaría para el futuro. ¿Cómo es que su padecimiento ocular sirve para despertarla a algunas otras posibilidades para su vida? A medida que despierta las viejas percepciones a través de su ojo izquierdo, explore cómo desea ver su vida a través de una visión renovada. ¿Podría ahora emerger algún propósito secreto para vivir que sea diferente del pasado? ¿Necesita liberarse de viejas percepciones para hacerles lugar a sentimientos más profundos que la guiarán para transformar su visión de lo que usted va a lograr para los días que le quedan? ¿Cómo se siente al pensar en morir? Al vivir una vida acorde con su propósito, ¿puede producir un proceso que lleve a la muerte y que sea sereno y esté libre de dolor? La enfermedad de su ojo es una señal de que despierta su espíritu. Esto significa enfrentar las percepciones verdaderas de un alma fundida con la personalidad. La conciencia acumulada es tanto para la parte de su vida que vive como para la que muere. Estar de acuerdo con su propósito y vivir en su visión la prepara mejor para morir. Se está preparando para la continuación del viaje de su alma. Siga mirando la ventaja que obtiene mientras su ojo se cura."

Patty continuó respirando, y sugerí que al sentir que la sangre fluía hacia su ojo izquierdo llevando nutrientes saludables, quizá su vida fluiría más libremente. La hice considerar que la luz que entraba a su ojo estaba permitiendo un mayor flujo sanguíneo y regeneración, y esto estaba conectado simultáneamente a algún flujo mayor de cambio para todas las personas de la Tierra. Hacerse cargo de su ojo izquierdo era estimular los procesos intuitivos de lo que se ha llamado la "conciencia colectiva" de todos los habitantes de nuestro planeta. Cuando Patty desarrollaba sus cualidades sensibles, emocionales, estaba contribuyendo a un cambio en todas aquellas personas con quienes interactuaba. A medida que aprendía a recibir más de la vida, estaría activando este aspecto en los demás. Quizá Patty volvería a atraer el amor a su vida.

Cuando se asentaron los efectos de la Terapia Visual Integral, Patty comenzó a sentirse diferente. "Escucho más a las personas. Esto no es algo que yo acostumbrara hacer. Eliminaba a la gente", me informó. La visión de su ojo izquierdo comenzó a volverse más aguda, perdiendo sus bordes borrosos. Patty comenzó a desprenderse de sus lentes para sol. La luz coloreada que estaba aprendiendo a recibir a través del ojo izquierdo había programado su cerebro para que dejara entrar la luz más eficientemente. Esto dio por resultado que ella fuera capaz de sentir más. La correlación emocional de la frecuencia de la luz roja que brillaba en su ojo izquierdo había sido integrado exitosamente a su conciencia. Esta frecuencia específica de luz había abierto esa parte de las emociones de Patty, haciéndole posible ver su propósito.

El poder detrás de sus ojos

Betty A los veinticuatro años, a Betty le habían diagnosticado una enfermedad de la retina y de la coroides (la membrana que está debajo de la retina) del ojo izquierdo. Esto daba por resultado una pérdida de la visión central foveal, la vista y el campo de visión. Un eminente profesor de oftalmología de Inglaterra afirmó que el pronóstico era incierto, aunque era posible una recuperación espontánea.

Cuando la vi por primera vez, dos años después del diagnóstico, todavía no había ocurrido la recuperación. Como en muchos casos de esta enfermedad, Betty tenía un alto grado de miopía. Estaba pasada de peso, pero anunció orgullosamente que había disminuido a dos las cajetillas que fumaba a la semana. Antes de que se presentara la pérdida de la visión del ojo izquierdo, a Betty la habían acosado graves dolores de cabeza. Se despertaba con ellos y nunca salía de la casa sin sus analgésicos. Betty era pianista y maestra. Informó que después de una actuación, sus dolores de cabeza empeoraban. Los ensayos de piano eran su adicción. "Ensayando evito la realidad", confesó sinceramente en nuestra primera visita.

Mi primer enfoque, al aplicar la Terapia Visual Integral, fue taparle el ojo derecho. Necesitaba sumergirse completamente en la experiencia de ver una vez más a través del ojo izquierdo. Cuando comenzamos la terapia, su visión funcional en este ojo era insignificante.

Cuando dirigí una luz brillante, roja, a su ojo izquierdo, sólo pudo distinguir lo rojo a la derecha. Se sentía muy vulnerable con el parche. "Éste es un papel con el que me siento incómoda", dijo. Repentinamente, Betty recordó una visita que le había hecho en Inglaterra a un doctor en medicina china, quien le informó de la relación entre la salud de su hígado y la enfermedad de su ojo. Describió su hígado como seco y sediento. Inmediatamente le quitó los corticosteroides que otro doctor le había recetado, y usó hierbas chinas para restablecer el equilibrio del hígado. Durante miles de años los chinos han sabido que el funcionamiento del hígado sigue los mismos meridianos de acupuntura que los ojos. Si el hígado está funcionando mal, se ve afectada la capacidad de funcionamiento de los ojos. También, según la medicina china tradicional, el hígado es la sede de la cólera. Si se descarga la cólera, mejora la salud y los ojos tendrán un aspecto más brillante, más claro.

Betty se describió como un marimacho en su niñez. Sus percepciones de haber sido un marimacho se correlacionaban con el predominio de su visión a través de Harry, el comportamiento más orientado a lo masculino. Betty había tenido una niñez difícil. Su madre, Anne, tenía cáncer en los intestinos y un colon irritable. Trabajaba en exceso; era una lucha conseguir que bajara el

La vivencia de su visión diaria

ritmo. Betty describió a Anne como una persona que no se sentía amada. Esto se expresó durante la niñez de Betty: Betty se sentía ahogada y sofocada por su madre, que necesitaba poseer y controlar. Mientras Betty estaba usando el parche comenzó un dolor de cabeza, y Betty comentó que su madre era un dolor de cabeza.

Tenía curiosidad por mirar las partes coloreadas del iris, preguntándome si habría algún patrón estructural relacionado con su enfermedad de la retina que podría haber sido transmitido genealógicamente por el lado materno de la familia. Como en el caso de muchos pacientes, Betty tenía una gran mancha café en la posición de las cuatro en el ojo izquierdo. Según el método Rayid de interpretación del iris, la cólera no resuelta estaba presente en el árbol familiar materno. Puesto que su madre no había manejado efectivamente esta tendencia a la cólera, Betty tenía que elegir entre expresar su cólera y desarrollar en su vida una pasión por algo. Era más clara y más dominante a través de su ojo derecho.

En la segunda visita de Betty, le cubrí el ojo derecho y le pedí que describiera lo que podía ver. Describió cómo, cuando estaba en presencia de luz artificial, parecía retener una imagen de la luz de la situación. Durante el mes anterior había estado usando el parche con bastante frecuencia, y la única visión que tenía por medio del ojo izquierdo era grisácea y nublada. Cuando dirigí una luz roja intermitente hacia su ojo izquierdo, Betty pudo identificar puntos de luz hacia el lado derecho. Continué con este procedimiento mientras le hacía preguntas con voz suave. A medida que la terapia visual hacía efecto, animé a Betty a hablar de sus sentimientos. Comenzaron a caer las lágrimas y dijo que se sentía triste.

Los cuatro años anteriores a la pérdida de la visión de su ojo izquierdo habían sido un periodo de trabajo obsesivo. Betty había huido de los problemas emocionales con las amigas. Había tenido gran intimidad con una mujer llamada Frances. La compañera de cuarto de Betty de aquella época se volvió locamente celosa de su amistad con Frances. Cuando Frances hizo pareja con un hombre, Betty terminó con la amistad de ambas mujeres. Describió esta época como el tiempo en que "bajó la cortina con fuerza". Betty se enfermó seriamente y tuvo un "colapso nervioso en miniatura" justo antes del momento en que su vista comenzara a fallar. Continuó: "Esos tres años fueron terribles. Me encerré, no emprendí ningún otro trabajo y odié estar conmigo misma. Era una persona muy desdichada."

Entonces hice que Betty saltara en un trampolín mientras pronunciaba números en cada rebote, del uno al diez, hacia adelante y después hacia atrás.

El poder detrás de sus ojos

Cuando se volvió más eficiente añadí nuevas instrucciones. Primero, Betty tenía que golpear las manos al decir el cinco. Después, ella reemplazó el número ocho con la palabra "mamá", conservando el golpe en el cinco. Esto avanzó hasta que alcanzó su umbral y se vio a sí misma tratando de disimular la confusión y la pérdida de memoria. Aproveché la oportunidad para entrenarla para mantenerse presente, confiar en su memoria y sumergirse en la corriente. Su mayor desafío era aprender cómo ver en su mente, visualizando la secuencia de las instrucciones en lugar de memorizarla. Después la hice practicar su equilibrio físico de una manera nueva, tapando otra vez su ojo derecho.

Una vez que dominó la secuencia y que fue capaz de transferir el aprendizaje y la experiencia, la hice descansar y estimulé su ojo izquierdo con la luz roja intermitente. La frecuencia de los resplandores coincidía con el patrón de ondas cerebrales conocido como ritmo alfa, de alrededor de ocho a trece ciclos por segundo. Esta frecuencia aumenta el brillo de la luz cuando ésta golpea la retina y entonces estimula el camino del nervio óptico hacia el cerebro. Esto era particularmente importante porque ella sentía como si estuviera teniendo un colapso nervioso.

Betty se relajó y comenzó a reformular sus percepciones acerca de la fase difícil de su vida. Esto incluyó una nueva relación entre Betty y la luz. Cuando experimentamos una enfermedad, somos menos capaces de tolerar la luz. La luz del sol provocará una reacción alérgica, generalmente en forma de hipersensibilidad. Betty había usado lentes para el sol la mayor parte de los días, pero ahora dijo: "Sé cuán positivo es el sol, no es un enemigo". Continuó: "Ha pasado el tiempo... Me he liberado de algo... No necesito la droga de las relaciones adictivas... ¡Sólo necesito ser amada!" Estas afirmaciones demuestran el surgimiento del poder que provocaría la curación de la retina Sally.

Betty necesitaba abandonar sus anteriores percepciones negativas para que sus ojos funcionaran de manera sana y clara. Su propósito era claro: quería tocar el piano, actuar y enseñar. Su forma de expresar esta visión, sin embargo, estaba desequilibrada. El secreto para Betty era mantener la armonía dentro de su turbulento estilo de vida.

La cara de Betty resplandecía con un brillo juvenil cuando se marchó. Sus palabras de despedida representaban el giro de sus percepciones: "No estaría donde estoy ahora si no hubiera ocurrido esa experiencia desagradable y la enfermedad del ojo".

Tradición tibetana subraya que no importa cuántos ejercicios lo mantengan ocupado en la vida, no lo ayudarán a menos que esté totalmente comprometido

La vivencia de su visión diaria

a tener claridad. Una de mis pacientes usó un ritual para expresar sus opiniones sobre la visión más clara: "Cuando quemé mis anteojos, tuve que dejar atrás mis viejas percepciones y desarrollar otras nuevas. Tuve que *sentir* para *ver*", dijo.

¿Cómo aclara su mente y comienza a sentir? Recuerde los pasos para relajarse que se describieron anteriormente. Pase tiempo en contacto con la naturaleza. Relájese en su silla favorita. Dése un masaje o frótese los pies. Haga ejercicio o muévase sobre un trampolín. Remójese en una tina caliente o relájese en un sauna. ¿Se acuerda de Sam, que deseaba tanto ser aceptado en la academia de policía? Necesitó abrir más su lado emocional. Sugerí que hablara con su madre y averiguara más sobre su nacimiento. Me echó una mirada desconcertada y dijo: "Definitivamente, ¡esto es material para la tina caliente!" Para él la exploración de relaciones adictivas previas con su ojo izquierdo borroso era algo que debía hacerse en la tina caliente. Los monjes budistas encuentran la conciencia mediante la contemplación silenciosa; el pintor embellece su tela con imágenes; el hombre de negocios hace nuevos tratos. Para usted, la aclaración de su mente podría lograrse gracias a la jardinería, la pesca, la narración de cuentos a los niños o la conversación con personas mayores. Durante esos momentos usted está observándose a sí mismo. Está atento.

El desafío de ser claro le echa una carga encima. Debe ser responsable de cada percepción y acción que observa. Si cae en la inconciencia visual por un momento, disminuye su poder como ser humano. Dígale a su optometrista que desea *participar* en su bienestar visual. Los dentistas nos han enseñado a cuidar de nuestros dientes entre las visitas al consultorio. Se puede alcanzar una visión más aguda usando las cartas de agudeza visual y lentes con menos graduación, hablando positivamente, poniéndose el parche, usando las palmas, cruzando y descruzando los ojos, bostezando, respirando integralmente mientras se observa la llama de una vela. Por medio del lenguaje usted puede expresar sus deseos e intenciones claros. La visión aguda necesita un alma activa. ¿Cómo va a dedicarse a hacerlo?

Durante la mayor parte de su vida, ha tomado decisiones influido por los demás. Es hora de romper sus hábitos. Dice Zajonc: "Los hábitos de nuestra cultura, los dogmas de nuestra educación, restringen nuestra vista". Estamos tan ocupados corriendo la mayor parte del tiempo que perdemos esos momentos especiales del alma. ¿A qué hábitos se aferra todavía que restringen su capacidad para conjurar nuevas percepciones? Conozca su cuerpo. La práctica del yoga, por ejemplo, puede agudizar sus percepciones de manera que pueda

El poder detrás de sus ojos

sentir las restricciones de su cuerpo. La rigidez y la tensión del cuerpo se relacionan muy a menudo con limitaciones visuales. Por medio del yoga y otras formas de ejercicio, puede aprender sobre sus puntos de resistencia. Como dice un maestro tibetano: "¡Entra al dolor!" No tiene que sentir dolor en sus ojos para obtener claridad. Descubra su propósito secreto. Esfuércese hasta sus límites. Negocie su borrosidad, y vea cómo las letras de la carta de agudeza visual comienzan a aparecer en foco. Pronto tendrá una visión perfecta, 20/20 con su graduación más débil, entonces puede volver con su optometrista para la siguiente reducción.

Los ritos antiguos pueden ser útiles en esta etapa de su proceso. Mis pacientes Rosanne y Lorna emplearon ceremonias como forma de liberarse de percepciones pasadas y de la necesidad adictiva de sus anteojos. Cuando estuvo lista para pasar a una graduación más débil, Rosanne fue hacia el océano y, parada sobre una roca, arrojó ceremoniosamente sus anteojos al agua. Sus anteojos eran como una atadura con el pasado, y el proceso le permitió embarcarse en su nueva vida y su nueva visión. Lorna decidió usar la ardiente energía del fuego para quemar sus anteojos. Observando cómo se quemaban sus lentes y su elegante armazón Silhouette de seiscientos dólares, se comprometió a adoptar una nueva manera de mirar y de ver.

Un último ejemplo   Me enteré de un médico que se aburrió de ejercer la medicina. Su pasión en la vida era acampar al aire libre. Decidió cerrar su consultorio y cumplir el propósito de su alma. Encontró una compañía de equipos para acampar que necesitaba que alguien probara sus productos. Se convirtió en el asesor de la compañía y ahora pasa el tiempo viajando, excursionando y acampando. Quizá se tropiece con él un día mientras ande de excursión en las montañas de Colorado.

Apéndice

Programa esencial de la Terapia de Visión Integral

Se dan las páginas de referencia para cada parte del programa.

Prescripción de lentes más débiles: 89, 91

Identificación del tipo de iris: 38

Visualización de la anatomía: 155-159

Ejercicios de visión
- Visión desnuda: 163, 168
- Cartas de agudeza visual: 67, 68, 83, 112-113
- Observación de una o dos velas: 71-75
- Cruzamiento de ojos: 71-75
- Descruzamiento de ojos: 73-75
- Parches: 89-90, 140-141
- Dibujo multidimensional: 74-76
- Juegos de fusión para astigmatismo: 166-168

Ejercicios diarios
- Identificación de cosas inconclusas: 135, 140
- Lo que deseo es: 83-84
- La forma en que probablemente me voy a sabotear: 83-84
- Identificación de sucesos relacionados visualmente con el pasado: 133-135, 153

Ejercicios de relajación
- Respiración integral: 51-53
- Taparse los ojos con las palmas: 120, 140
- Narración relajante: 155-159
- Tranquilidad: 112-113

Técnicas de visualización creativa: 81-82, 112-113, 145

El poder detrás de sus ojos

Adquisición de poder mediante el lenguaje: 120-121
Resumen del programa de veintiún días: 148
    Alimentación terapéutica: 49, 177
    Color y luz: 178, 180
    "El trombón": 180
    Movimiento (el trampolín): 94-96
    Luz (luz del sol o de un foco de amplio espectro): 62-63, 180
    Movimiento de los dedos delante de los ojos: 179-179

Guía de recursos

Asociation for Children and Adults with Learning Disabilities
[Asociación para niños y adultos con discapacidades del lenguaje]
4156 Library Road
Pittsburg, PA 15234
Apoyo y comunicación entre padres y maestros para recibir asistencia.

College of Optometrists in Vision Development
[Colegio de optometristas en el desarrollo de la visión]
352 H Street, Suite C
Chula Vista, CA 91910
(619) 425-6191
Referencia de los optometristas que ofrecen servicios de terapia de visión.

Optometric Extension Program Foundation Inc.
[Fundación del programa de extensión optométrico]
1921 E. Carnegie Avenue, Suite 3-L
Santa Ana, CA 92705-5811
(714) 250-8070
Optometristas interesados en la terapia de visión.

National Health Federation
[Federación nacional para la salud]
P.O. Box 688
Monrovia, CA 91016
Organización política y educativa interesada en la protección de los derechos sanitarios individuales.

American Optometric Association
[Asociación Americana de Optometría]
243 N. Lindbergh Boulevard
St. Louis, MO 63141
Es la organización más activa de la profesión optométrica.

International Society of Eyesight Education
[Sociedad internacional para la educación de la vista]
Afiliación norteamericana
c/o Robert-Michael Kaplan
RR#2, Site 26, Comp. 39,
Gibsons, BC V0N 1V0
Canadá

Afiliación australiana
P.O. Box 1100
Noosa Heads, Queensland 4567
(074) 74-9999
Educadores de la visión y maestros de la Visión Natural dedicados a ayudar a las personas a mejorar su visión.

Beyond 20/20 Vision™ — Europa
c/o Pélé Hentsch
39 Melton Court
Onslow Square
Londres, SW7 3JQ
Inglaterra
Educadores de la visión, productos y recursos para mejorar la vista.

Programas y servicios adicionales

Mi continua preocupación es prporcionar literatura, productos y servicios de alta calidad que aumenten la imaginación de mis pacientes para ayudarlos a descubrir su visión y que su vida se vuelva clara como el cristal. Para cumplir con este objetivo, en Beyond 20/20 Vision™ educamos a la gente mediante seminarios, retiros, consultas telefónicas y en audio-tape y variado material escrito. Enseñamos al individuo cómo continuar mejorando su vista y su visión.

Si desea recibir por correo información sobre alguno de nuestros programas o hacer una cita personal conmigo en Inn-Sight, nuestro centro de prácticas, por favor llame, escriba o mande un fax a:

Robert-Michael Kaplan
Beyond 20/20 Vision™
RR#5, Site 26, Comp. 39,
Gibsons, British Columbia
V0N 1V0 Canadá

Teléfono: (604) 885-7118
Fax: (604) 885-0608
E-Mail: beyond_20/20@ sunshine.net

Esta obra fue producida por:
Ediciones Étoile, S.A. de C.V.
Recreo 30-3, Col. del Valle, México D.F.
FAX: 534.59.63
en el mes de octubre de 1996.
La edición consta de 3,000 ejemplares.